ET SI LA COOPÉRATION INTERNATIONALE EN SANTÉ NOUS ÉTAIT CONTÉE !

Pr. Issakha Diallo

ET SI LA COOPÉRATION INTERNATIONALE EN SANTÉ NOUS ÉTAIT CONTÉE !

Préface

Serigne Mbaye Diène

L'Harmattan
Sénégal

10 VDN, Sicap Amitié 3, Lotissement Cité Police, DAKAR

http://www.harmattansenegal.com
senharmattan@gmail.com
senlibrairie@gmail.com

ISBN: 978-2-343-20893-0

EAN: 9782343208930

SOMMAIRE

DÉDICACES

Je dédie ce travail à mes parents et à mon beau-frère El Hadji Mamadou Mbaye (in memoriam) ; reconnaissance éternelle pour votre éducation !

Aux membres de ma famille – merci pour le soutien constant – que vive notre solidarité en tout.

À mes maîtres, mes collègues et collaborateurs de la Faculté de Médecine de Pharmacie et d'Odontologie de l'Université Cheikh Anta Diop de Dakar, au Sénégal, à ceux de l'École de Santé publique et de Médecine tropicale de l'Université de Tulane à la Nouvelle Orléans, aux États-Unis d'Amérique et à tous ceux qui, de loin ou de près, ont participé à ma formation, je dédie ce livre en guise de témoignage de ma profonde gratitude.

Je le dédie également à tous les travailleurs du secteur de la santé en particulier – aux membres de l'Association sénégalaise des Professionnels de la Santé publique (ASPSP), à l'Amicale des Anciens élèves des Écoles militaires de Santé (AEMS) et au staff de la Faculté des Sciences de la Santé de l'Université Amadou Hampaté Ba (FSS/UAHB) de Dakar – en souhaitant qu'il puisse contribuer à notre combat commun pour l'instauration de la santé pour tous, partout et pour toujours.

REMERCIEMENTS

Je remercie très chaleureusement tous ceux qui m'ont apporté leur concours dans la revue et l'édition de ce livre. Ce sont particulièrement : mon épouse Marième Diouf Diallo qui a grandement contribué à éditer le premier manuscrit, mon ami et collaborateur de longue date, Serigne Mbaye Diène qui a eu l'amabilité de prendre de son temps précieux pour préfacer ce livre malgré ces occupations très contraignantes et le Professeur Adama Coly, pour les journées passées à lire et à éditer méticuleusement, avec abnégation, tout le document.

ACRONYMES

Sigle	Signification
0MS	Organisation mondiale de la Santé
VIH	Virus de l'Immunodéficience acquise
SIDA	Syndrome d'Immunodéficience acquise
CEDEAO	Communauté économique des États de l'Afrique de l'Ouest
OOAS	Organisation ouest-africaine de la Santé
OPS	Organisation Panaméricaine de la Santé
PAHO	Pan American Health Organization
OIHP	Office international d'Hygiène publique
H1N1	Virus de la pandémie de la grippe de 2009-2010
SDN	Société des Nations
OIT	Organisation internationale du travail
FAO	Organisation des Nations unies pour l'Alimentation
UNESCO	Organisation des Nations unies pour l'Éducation, la Science et la Culture
ONG	Organisation non gouvernementale
OCDE	Organisation de Coopération et de Développement économiques
CAD	Comité d'aide au développement
APD	Aide publique au développement
I.D.H.	Indice de développement humain
UNFPA	United Nations Fund for Population Activities

	(anglais)
PNUD	Programme des Nations unies pour le développement
BIT	Bureau international du travail
SPT	Santé pour tous
SSP	Soins de santé primaires
BM	Banque mondiale
FMI	Fonds monétaire international
BID	Banque islamique de Développement
GAVI	Global Alliance for Vaccine and Immunization (anglais)
URSS	Union des Républiques socialistes soviétiques ou l'Union soviétique
MST	Maladies sexuellement transmissibles
EUA	États Unis d'Amérique
CCTA	Communauté pour la Coopération technique en Afrique au Sud du Sahara
CHU	Centre hospitalo-universitaire
AFD	Agence française de développement
ACDI	Agence canadienne de développement international
GTZ	Deutsche Gesellschaft für Technische Zusammenarbeit (allemande)
JICA	Japan International Cooperation Agency (anglais)
ENA	École nationale d'administration
ISED	Institut de Santé et Développement
ORSTOM	Office de la Recherche scientifique et technique outre-mer
IRD	Institut de Recherche pour le Développement
OCCGE	Organisation de coordination et de coopération pour la lutte contre les grandes endémies
ORANA	Office de Recherches sur l'Alimentation et la Nutrition africaine

BANAS	Bureau national d'Alimentation et de la Nutrition appliquée au Sénégal
SANAS	Service de l'Alimentation et de la Nutrition Appliquée du Sénégal
DAN	Division de l'Alimentation et de la Nutrition
OPEP	Organisation des pays exportateurs de pétrole
IRC	International Rescue Catholic (anglais) committee?
CRS	Catholic Relief Service (anglais)
CARE	Cooperative for American Remittances (anglais)
OxFAM	Oxford Committee for Famine Relief (anglais)
UNICEF	United Nations of International Children's Emergency Fund (anglais)
HCR	Haut Commissariat des Nations unies pour les réfugiés
IB	Initiative de Bamako
Covid-19	"coronavirus". Ni "2019-nCoV" ou "SARS-CoV-2" pandémie 2019-2020
IGS	Initiatives générales de Santé
USAID	United States Agency for International Development (anglais)
TB	Tuberculose
FP	Planification familiale
SR	Santé de la reproduction
MTN	Maladic tropicalc négligée
PMNCH	The Partnership for Maternal, Newborn and Child Health (anglais)
UNITAID	United Nation (global health) Aid Initiative - with emphasis on tuberculosis, malaria, and HIV/AIDS and its deadly co-infections (anglais)
OMD	Objectifs du Millénaire pour le développement
PAA	Programme d'action d'Accra

IHP	Partenariat international pour la Santé
P4H	Partners for Health - *Network of a broad mix of international partners and investors in Universal Health Coverage with different mandates* (anglais)
PPP	Public Private Partnership (anglais)
PEPFAR	President's Emergency Plan for AIDS Relief (anglais)
CSU	Couverture sanitaire universelle
ODD	Objectifs de développement durable
AMC	Advance Market Commitment (anglais)
CDC	Center for Disease Control (anglais)
DTRA	Defense Threat Reduction Agency (anglais)
ONU	Organisation des Nations unies

PRÉFACE

Le thème de la coopération internationale en santé, entre les pays du Nord et ceux du Sud, est d'une importance capitale. Le professeur Diallo nous invite ici à la réflexion sur un sujet d'actualité qui peut concourir grandement aux efforts d'institutionnalisation et d'expansion de la couverture sanitaire universelle dans les pays du Sud, africains en particulier. Il a fait le choix judicieux de le discuter dans le cadre plus global de la mondialisation. Son acception de ce concept, qui transparaît dans tout le document, renvoie clairement à la mondialisation imposée par les nouveaux moyens extraordinaires de communication disponibles partout de nos jours. Cette acception est bien loin de celle orientée vers la création d'un ordre international de la finance et du commerce. Elle se rapproche plutôt de celui des altermondialistes et de ceux qui plaident pour une humanisation de la mondialisation.

Connaissant le riche parcours de l'auteur, je peux affirmer sans ambages, qu'il est très bien placé pour discuter en profondeur les multiples dimensions d'un tel sujet. Sa longue carrière académique et professionnelle tant au niveau national qu'international l'a bien préparé pour un tel exercice. Pr Diallo a, en effet, servi au sein du ministère des Forces armées et du ministère de la Santé où il a gravi tous les échelons ; de médecin de garnison, médecin chef de district, médecin des grandes endémies, médecin chef de région et finalement chef de la Division nationale des soins de santé primaires. Il a atterri ensuite à l'Agence d'exécution des travaux d'Intérêt public (AGETIP), comme conseiller technique du Projet de Nutrition communautaire (PNC) financé par le Banque mondiale. Pr Diallo s'est ensuite consacré à l'enseignement comme chef du Département de la Santé publique et Médecine tropicale de la Faculté de médecine et directeur des études de l'Institut de Santé et Développement de l'université Cheikh Anta Diop de Dakar. Il a fini plus tard par une carrière de fonctionnaire international au sein des ONG internationales dont il est largement question dans cet ouvrage. Auteur ne pouvait être mieux préparé que lui pour disserter sur ce thème d'une grande complexité, comme il reconnaît lui-même.

Pr Diallo a, pour bien mettre en relief la nécessité d'une coopération internationale en santé, abordé le concept de santé sous l'angle d'un bien public mondial. Une telle acception de la santé met l'accent sur les raisons devant conduire à l'obtention d'un engagement de la communauté internationale pour œuvrer ensemble à sa préservation nonobstant le pays et le profil des personnes concernées. Mieux, il est revenu dans cet ouvrage, comme il l'a fait dans ces deux précédents livres, sur la relation indéniable entre la santé et le développement socio-économique. La santé est effectivement le moteur et la finalité de tout développement humain véritable. Ce n'est pas un slogan pour Pr Diallo mais plutôt une de ses plus profondes convictions.

Les résultats attendus de toute coopération réussie doivent bénéficier aux parties prenantes impliquées. Cette idée de bénéfice mutuelle est fondamentale dans l'acception la plus noble du concept. Si l'engagement de l'une des parties est destiné uniquement à soutenir l'autre partie, je serais d'accord avec Pr Diallo, pour l'appeler dans ce cas une aide ou une assistance. Le contexte de pauvreté affligeante avec son poids excessif des maladies de la période post-coloniale des pays du Sud prédisposait ces derniers davantage à recevoir une aide.

Pr Diallo a longuement discuté cette aide sanitaire internationale par une belle synthèse de son historique et une présentation bien documentée de son évolution et de ses différentes modalités. Il a su, en nous menant étape par étape sur ce chemin, faire des incursions très instructives sur la médecine coloniale et sur la médecine traditionnelle africaine. La part belle qu'il a réservé dans ce chapitre à la genèse de l'OMS et à son développement se comprend parfaitement. La raison d'être de cette dernière, se trouve dans la volonté des nations libres après la guerre 39-45 de mettre en place une structure supranationale chargée de l'organisation et la gestion de cette coopération y compris l'aide aux pays du Sud. Son questionnement sur la gouvernance mondiale de la santé se comprend également. Un leadership fort au niveau mondial, capable d'influencer, de motiver et coordonner les efforts de tous les pays, nous est indispensable pour réaliser d'ici 2030 la couverture sanitaire universelle.

Les pays donateurs ont usé de toutes les modalités pour apporter leur assistance aux pays du Sud, africains en particulier. Celle-ci s'inscrit dans le cadre plus global de l'aide au développement et beaucoup d'organismes ont été créés à cet effet. Cette assistance a des effets positifs indéniables sur l'amélioration de la santé des populations. Elle n'a cependant pas encore atteint l'efficacité souhaitée. Cela est attesté par les conclusions et recommandations de la conférence de Paris et du Plan d'Action d'Accra qu'il cite dans ce livre. Pire, cette aide entretient une dépendance et une subordination qui frisent l'irresponsabilité des pays aidés. Elle oriente également et dans bien des cas, les politiques là où le donateur le voudrait puisqu' il donne pour une cause bien déterminée. C'est dans ce même esprit que l'aide substantielle des fondations à l'OMS inquiète. Par ailleurs, l'aspect le plus décrié de l'aide en santé aux pays du Sud est son mode d'exécution par d'innombrables projets verticaux qui contribuent au dysfonctionnement et à la fragilisation des systèmes de santé des pays aidés à l'origine de leur inefficacité.

La partie de ce livre qui en fait une référence, est celle en rapport avec les mécanismes et les stratégies de mise en œuvre de l'aide. Le Pr Diallo y passe en revue les différentes sources et mécanismes traditionnels d'aide bilatérale et multilatérale. Il a profité de ce chapitre pour faire opportunément un rappel sur le rôle essentiel de l'OMS dans la définition de l'objectif social de la santé pour tous et de la stratégie des soins de santé primaires comme moyen pour sa réalisation dans les années 1970. Pour lui, la guidance et la coordination des actions de santé à travers le monde devraient être assurées par l'OMS. Il a ensuite judicieusement discuté les différentes stratégies de délivrance de cette aide qui ont été utilisées.

Les initiés se souviendront des bons vieux temps de l'appui budgétaire qui ne faisait pas l'unanimité de tous les pays donateurs et de la glorieuse période des coopérants. Les pays du Sud en général, ceux de l'Afrique en particulier, doivent beaucoup à ces pionniers qui ont grandement contribué à la formation des cadres africains du secteur de la santé. L'arrivée de ce qu'il a appelé les nouveaux acteurs de la coopération nous renseigne sur le rôle important du secteur privé dans l'aide internationale en santé. Le développement fort utile et bien détaillé sur la genèse, le rôle et les limites des ONG figure également parmi les aspects de ce livre qui en font un outil de formation des jeunes générations.

Toutes les approches semblent avoir été essayées dans la quête perpétuelle d'accroissement de l'efficacité de l'aide internationale en santé. La dernière arme qui semble apporter une correction aux griefs et lacunes des méthodes précédentes, serait de l'avis du Pr Diallo, le partenariat. Selon lui « les bailleurs de fonds étatiques et non étatiques ainsi que les bénéficiaires, semblent tous préférer, en ce début du 21e siècle où la coopération internationale a vu arriver de nombreux acteurs non étatiques, parler plutôt de partenariat, qualifié bien souvent de gagnant-gagnant ». L'OMS y joue un rôle central et de plusieurs manières. Ce chapitre lui a offert l'occasion de relater les objectifs mondiaux de la santé notamment les OMD, les ODD et la CSU dont la réalisation va nécessiter l'application de ces différents types de partenariat dont celui public privé.

Le partenariat a suscité beaucoup d'espoir dans la perspective d'amélioration de l'efficacité de l'aide internationale en santé. Elle exige, dans sa formulation, plus de responsabilité et de détermination de la part des pays en développement et plus de transparence de part et d'autre. Pr Diallo dira à ce sujet, en relatant les résultats des différentes évaluations du partenariat dans la santé ceci : « la pertinence de l'approche centrée sur des partenariats, les résultats très encourageants qu'elle a permis d'enregistrer et les perspectives qu'elle fait entrevoir ont poussé la communauté internationale à tout faire pour la maintenir. »

Malgré tous ses résultats encourageants, l'aide internationale en santé dans sa forme actuelle fait toujours face, selon le professeur Diallo, à trois grands défis : – son volume eu égard aux besoins qui ne cessent de croître, – son efficacité maintes fois décriée et la gouvernance mondiale de la santé qui intègre celle de cette aide en santé. Ces trois défis sont au centre des préoccupations des donateurs et des pays bénéficiaires. Certains, cependant pensent que « c'est dans la qualité de l'aide octroyée que doit être concentré l'effort des États beaucoup plus que dans sa quantité ». D'autres se fondant sur le niveau de pauvreté des pays du Sud concernés continuent de plaider pour son augmentation en quantité et pour une longue durée. De nouveaux mécanismes ont été mis en place à cet effet et sont centrés sur la promotion des financements dits innovants. Ils englobent plusieurs approches dont la solidarité obligatoire sur les billets d'avion, les taxes sur le tabac, les transactions financières, l'alcool et autres. Ces nouveaux mécanismes offrent aux donateurs potentiels un moyen de verser des fonds importants aux systèmes de santé.

Le Pr Diallo, ne semble pas partager l'idée d'inscrire l'aide en santé dans la durée. Il reconnaît avec de solides arguments sa pertinence et son utilité toute particulière au début des indépendances des pays aidés. Elle devrait cependant, pour lui, être limitée dans le temps. Son maintien ad vitam aeternam est inadmissible. Les pays aidés, après un demi-siècle d'indépendance, devraient s'organiser pour se prendre en charge dans ce domaine crucial de la santé publique. Il cite à ce sujet, en plus des pays asiatiques et d'Amérique latine, certains pays de la région africaine qui ont commencé à afficher une volonté de s'affranchir de la dépendance dans ce domaine. L'aide, quelle que puisse être sa provenance, ne saurait être totalement désintéressée, soutient-il en substance.

S'agissant de la lancinante question de la gouvernance efficace de la santé dans le monde, Pr Diallo semble partager les critiques sur les lacunes et insuffisances de l'OMS, comme beaucoup d'autres auteurs qu'il cite dans ce travail. Il demeure cependant convaincu qu'elle reste l'institution la plus indiquée pour assurer cette gouvernance. Son souhait de la doter d'un leadership fort, permettant une amélioration de son organisation et mode de fonctionnement, est suffisamment explicite.

Ce livre, pour toutes ces raisons, revêt un intérêt capital et mérite une large diffusion auprès des décideurs et des acteurs du secteur de la santé et des secteurs connexes. Je suis convaincu que son exploitation judicieuse contribuera à accroître la prise de conscience sur la nécessité d'optimiser l'utilisation de l'aide internationale en santé et mieux, sur l'importance de s'engager à l'alléger voire à s'affranchir de la dépendance à son égard.

Serigne Mbaye Diène,
PhD, MPH
Docteur en Nutrition
Ancien fonctionnaire international (Projets USAID)
Président de l'APECSY

INTRODUCTION

Coopérer c'est opérer conjointement vers un objectif commun. La coopération traduit l'entraide, l'union et la solidarité entre les individus et les peuples. Elle suppose que deux parties conjuguent leurs volontés pour accomplir ensemble des actes au profit de l'une ou des deux[1]. Elle est une exigence des temps modernes. Eh oui ! Nous vivons de nos jours dans ce que le sociologue anglais Marshall McLuhan appelait le « village planétaire » ou le « village global »[2]. Grâce à la rapidité de la circulation de l'information et des moyens de transports, nous partageons « tout » à travers le monde. La mondialisation des phénomènes de la vie, facilitée et accrue par les médias, n'épargne aucun secteur ni aucun aspect de la vie ; en particulier celui de la santé publique. Elle accroît l'interdépendance et les exigences de solidarité quand surtout il s'agit de désagrément ou de nuisance qui nous concerne tous.

Les moyens de communication audiovisuelle modernes ; télévision, radio, internet et autres ainsi que la communication instantanée de l'information mettent en cause la suprématie de l'écrit. Ce qui se passe dans n'importe quel point du globe est instantanément partagé à travers le monde. « Dans ce monde unifié, disait-Marshall, où l'information

[1] Dedier Gobbers, *la coopération en santé dans les pays africains*, adsp n° 48 septembre 2004, file:///C:/Users/hp/Downloads/ad480813%20(5).pdf.

[2] Marshall McLuhan, tirée de son ouvrage «The Medium is the Massage » paru en 1967, https://designopendata.files.wordpress.com /2014/05/themediumisthemassage_marshallmcluhan_quentinfiore.pdf.

véhiculée par les médias de masse fonde l'ensemble des microsociétés en une seule, il n'y aurait désormais plus qu'une culture. Tout se passe comme si le monde n'était qu'un seul et même village, une seule et même communauté où l'on vivrait dans un même temps, au même rythme et donc dans un même espace »[3].

Nous avons emprunté à Marshall McLuhan sa belle description du village planétaire pour mieux illustrer ce que sera dans un tel contexte la problématique de la Santé publique qui nous préoccupe dans ce livre. Cette mondialisation va universaliser les enjeux sanitaires quelle qu'en soit la nature. Les défis sanitaires les plus préoccupants sont mondialement partagés. Qu'ils s'agissent de ceux liés aux infections, à la dégradation de l'environnement ou aux attitudes, comportements et pratiques humaines nuisibles à la santé ou même ceux liés à la biologie. La mondialisation a permis à de nombreux habitants de notre planète de bénéficier de moyens de transport et de commerce efficaces. Elle a aussi permis la propagation rapide des maladies qui sinon auraient pu être contenues par des barrières géographiques, ou qui à d'autres époques auraient pu voyager suffisamment lentement pour être facilement enrayées.

Une telle vision permet de mieux appréhender la santé sous l'angle d'un bien collectif mondial qui transcende les États souverains que les peuples devraient, quelles que puissent être leurs différences et leurs divergences, promouvoir et protéger ensemble. Elle est une des conditions essentielles de leur bien-être et de leur sécurité. Les acteurs du secteur de la santé doivent alors, où qu'ils se trouvent, mutualiser leurs moyens pour agir ensemble de manière synergique, complémentaire et bien coordonnée.

---

[3] La coopération internationale en matière de santé in https://www.eduki.ch/fr/doc/dossier_5_ci.pdf.

Tel était l'esprit qui a prévalu à la création de l'Organisation mondiale de la santé (OMS) en 1948.

La Constitution de l'OMS affirme, en effet, dans son préambule, que « la santé de tous les peuples est une condition fondamentale de la paix du monde et de la sécurité ». Elle dépend de la coopération la plus étroite des individus et des États[4]. La communauté internationale, sachant que les déterminants de la maladie ignorent les frontières des pays, a voulu mettre en place une organisation intergouvernementale indépendante avec des communautés professionnelles transnationales qui briseraient, ou éroderaient progressivement les souverainetés nationales et préserveraient la paix[5].

Les peuples du monde entier vivent presque tous les mêmes menaces sanitaires. Une belle illustration de cette réalité pourrait être les grandes épidémies de choléra entre 1830 et 1847 ou celle de la peste de 1892 et plus récemment la pandémie du VIH et SIDA des années 80 devenue endémique et l'épidémie de la maladie à virus Ébola. Cette dernière qui a débuté au Sud-Est de la Guinée, en Afrique de l'Ouest en décembre 2013, s'est vite retrouvée en moins d'une semaine aux États Unis d'Amérique. Elle avait également touché les pays voisins comme la Sierra Leone et le Liberia et dans une moindre mesure le Nigeria, le Mali, le Sénégal, l'Espagne, le Royaume-Uni et l'Italie presque instantanément. Présentement, c'est celle due au Coronavirus appelé covid-19 que nous vivons en ce début de 2020, qui a émergé en décembre 2019 en Chine. Elle aura été la plus terrifiante des pandémies, à tout point de

---

4 *Organisation mondiale de la Santé - Documents fondamentaux,* 39e éd., 1992, pp. 1-18. Genève, Suisse.

5 Documents fondamentaux de l'OMS, Quarante-huitième édition 2014, Organisation mondiale de la Santé, Genève, Suisse https://apps.who.int/gb/bd/PDF/bd48/basic-documents-48th-edition-fr.pdf.

vue. Elle a touché le monde entier en moins d'un mois, avec une rapidité inouïe et a constitué le pire des fléaux humains du 21e siècle et même du siècle précédent. Cette pandémie a occasionné une crise multidimensionnelle ; sanitaire, sociale et économique sans précédent. Elle a en moins d'un trimestre pu mettre en récession complète la première économie du monde qu'est celle de l'Amérique. Cette possibilité d'expansion rapide au niveau planétaire de phénomènes morbides, du fait de la mondialisation, pourrait également concerner les aspects positifs protecteurs. Nous devons être optimistes et y croire.

Ainsi, un accès universel à des services de santé de haute qualité, qui bénéficierait au monde entier, est tout à fait envisageable. Si la santé, perçue comme un capital, un intrant indispensable à toute production humaine de biens et de services, est considérée comme un bien public mondial, elle devrait alors bénéficier de la solidarité mondiale pour son maintien voire son accroissement par des investissements substantiels. Cette perception a de la peine à se concrétiser comme nous le verrons dans ce livre. Les élans de nationalisme persistant et les égoïsmes étatiques au nom de la souveraineté gênent encore la solidarité mondiale face aux drames sanitaires qui étouffent les plus faibles. Une telle attitude, très déplorable, resurgit hélas dès qu'émerge une crise qui touche le monde entier en lieu et place d'une solidarité agissante qui devrait être la règle d'or en tout temps.

La conscience qu'ont les humains de la place centrale de la santé dans tout processus visant leur développement est aussi vieille que l'humanité elle-même. Les historiens rapportent que les préoccupations de l'homme en rapport avec la santé devanceraient celles relatives à la religion. En effet, les besoins vitaux de survivre sont au-dessus de tous les autres besoins humains y compris ceux concernant les croyances religieuses. Néanmoins, à l'origine, les interventions divines, magiques ou mythologiques, étaient largement utilisées pour expliquer la genèse des maladies et les voies de leur traitement. Les hommes n'avaient pas encore acquis, en ces périodes, les connaissances nécessaires pour comprendre les mécanismes physiologiques des différentes fonctions du corps humain. Les relations entre la médecine et les religions révélées ont ainsi été très étroites. Elles le sont toujours, au demeurant, dans les sociétés encore attachées à leurs traditions et à leurs cultures ancestrales.

Le recours aux guérisseurs, aux plantes, aux pratiques rituelles mystico-magiques, aux incantations et aux danses thérapeutiques, comme le *Ndeup* au Sénégal, ainsi qu'aux prières, prévalent toujours dans ces sociétés. La maladie dans un tel contexte est attribuée à la sorcellerie, aux démons, aux influences astrales ainsi qu'à d'autres croyances mystiques. L'art médical, par lequel on explique la genèse de la maladie et fournit les moyens de sa guérison, est une partie intégrante des phénomènes socio-culturels et économiques de chaque société. Une telle compréhension et explication de la maladie gêne l'universalisation des visions et des approches de solution la concernant et conséquemment la coopération internationale en la matière. En Afrique, la médecine au-delà de la santé, participait et participe encore à la culture, aux traditions locales, aux connaissances et aptitudes collectives, aux sentiments et certitudes populaires.

La médecine « traditionnelle » est toujours pratiquée par de nombreuses cultures, dans tous les continents. L'OMS estimait en 2005 à 60 milliards $ US le marché des médicaments traditionnels issus des plantes dans le monde. L'association de plantes prescrites sous forme de composés, est toujours très importante en Chine, où elle représente environ 40 % du marché pharmaceutique pour un chiffre d'affaires annuel de 21 milliards de dollars

(US$)[6]. En Afrique de l'Ouest, comme dans le reste du continent, plus de 80 % de la population a recours à la médecine traditionnelle et aux plantes médicinales pour ses soins de santé primaires[7].

L'apparition et le développement de l'écriture et des sciences ont grandement contribué à l'évolution de la médecine et à la facilitation de la coopération des États en la matière. Il a été révélé, de la préhistoire à l'antiquité grecque jusqu'au Moyen Âge, que l'art de prévenir et de soigner les maladies avait pratiquement changé grâce aux découvertes scientifiques, conservées et disséminées par l'écriture et les voyages. Au cours de cette évolution, énormément de choses ont dû se passer. La pratique médicale est passée des incantations et formules magiques à plus de scientificité dans les interventions, plus de rigueur dans les méthodes avec, au fur et à mesure, des découvertes aussi impressionnantes les unes que les autres. Nous devons la rupture avec la médecine irrationnelle à Hippocrate qui a rendu la médecine distincte et autonome d'autres domaines de la connaissance, comme la théurgie et la philosophie. C'est de là qu'est partie l'universalisation de la pratique médicale appelée médecine moderne pour la distinguer des autres pratiques ancestrales. Hippocrate en a fait une profession à part entière. Il est ainsi perçu comme le père de la médecine dite moderne. La montée en puissance de cette médecine scientifique a éclipsé et rendu caduques bon nombre des croyances et des pratiques

---

[6] Médecine traditionnelle : « des textes anciens aux nouveaux médicaments », *Bulletin de l'Organisation mondiale de la Santé*, Volume 90, Numéro 8, août 2012 : 557-632, OMS Genève, https://www.who.int/bulletin /volumes/90/8/12-020812/fr/

[7] Rokia Sanogo (docteur), *Rôle des plantes médicinales en médecine traditionnelle*, FMPOS, Université de Bamako, 10e École d'été de l'IEPE et du SIFEE du 06-10 juin 2006.

ancestrales au cours du dernier millénaire. Cette médecine a grandement bénéficié des leçons apprises de l'impact humain des différentes crises naturelles comme celles causées par l'homme, respectivement les épidémies et les guerres.

Les idées concernant la santé ont ainsi énormément évolué, dès la fin de la Seconde guerre mondiale, et ses liens avec la productivité ont été bien établis. Les différents facteurs qui la déterminent commençaient à être perçus. Ceux-ci cependant n'étaient pas encore clairement articulés comme ils l'ont été dans les années 1970s avec le célèbre rapport du canadien Marc Lalonde de 1974 et la *déclaration d'Alma Ata* sur les soins de santé primaires en 1978. La santé a été érigée en droit consacré par la déclaration universelle des droits de l'Homme. Celle-ci, en effet, dispose en son article 25 que toute personne a droit à un niveau de vie suffisant pour assurer sa santé, son bien-être et ceux de sa famille, notamment pour l'alimentation, l'habillement, le logement, les soins médicaux ainsi que pour les services sociaux nécessaires[8]. Cette large perception du concept de santé est contenue dans la définition qu'en a donnée l'Organisation mondiale de la Santé (OMS) en 1948. Cette dernière la considère comme « un état de complet bien-être physique, mental et social, qui ne consiste pas seulement en l'absence de maladies ou d'infirmité ». Pour l'OMS, la possession du meilleur état de santé que l'homme est capable d'atteindre constitue l'un des droits fondamentaux de tout être humain, quelles que soient sa race, sa religion, ses opinions politiques et sa condition économique ou sociale[9].

---

[8] Déclaration universelle des Droits de l'Homme (1948) http://ecolebre cheauxloups.net.

[9] Constitution de l'Organisation mondiale de la Santé (1948) https://www.who.int/governance/eb/who_constitution_fr.pdf.

Ainsi définie, la santé est alors déterminée par de multiples facteurs qui intègrent au-delà des agents microbiens (virus, parasites, microbes et champignons microscopiques) des nuisances dans l'environnement, des phénomènes sociaux tels que la pauvreté, l'iniquité, les inégalités, l'injustice, les discriminations, ainsi que des prédispositions biologiques défavorables. L'état de santé d'un individu est pour cette raison influencé par le niveau d'éducation corrélé à son statut socio-économique plus que tout autre facteur. Une telle réalité rend encore plus complexe et plus difficile la démocratisation de l'accès équitable à des services de santé de qualité à tous et partout. Les inégalités entre les individus et les peuples vont se répercuter sur leur état de santé. Tous les États souverains du monde considèrent néanmoins l'accès de leur population à des services de santé de qualité comme une de leurs préoccupations fondamentales. La santé figure ainsi parmi les droits mentionnés dans la constitution de presque tous les pays que l'État et ses démembrements ont le devoir et la responsabilité de garantir à tous. Certains pays l'ont exprimé dans leurs documents de politique nationale par conformisme pour être politiquement correcte sans signes de détermination réelle pour concrétiser cet engagement.

La garantie de ce droit à la santé dans les pays dits en développement ou à revenus faibles encore appelés pays du Sud et qui sont, quel que soit l'appellation, les plus pauvres de la planète, est un dilemme. Les populations de ces pays sont les plus exposées aux facteurs de risque susceptibles de causer ou de favoriser le mauvais état de santé. Ce sont les pays qui ont peu de moyens pour allouer au secteur de la santé les ressources requises pour résoudre les problèmes de santé qui se posent. Les efforts des gouvernements de ces pays dans le domaine de la santé sont certes importants, mais jugés très insuffisants au regard de leurs besoins sanitaires énormes. Ils font ainsi l'objet de vives critiques sur ce sujet. On leur reproche surtout d'investir moins dans ce secteur de la santé comparé à d'autres secteurs qu'ils jugent plus prioritaires qu'elle. En plus, la dépendance de ce secteur de la coopération ou de l'aide internationale ne donne point la possibilité aux autorités locales de l'organiser librement en toute souveraineté.

La plupart des gouvernements des pays du Sud ne peuvent plus définir par eux-mêmes les politiques et stratégies les plus adaptées à leur contexte en matière de santé publique. Ils leur manquent les moyens endogènes nécessaires et l'indépendance requise qui va avec pour asseoir un véritable leadership de leur secteur de la santé. Les pays et institutions donateurs, quelle que puisse être leur magnanimité et leur engagement pour une solidarité mondiale pour la santé, doivent protéger les intérêts socio-économiques voire culturels de leurs pays respectifs. Ils doivent ainsi inscrire leurs interventions de soutien dans les mesures de promotion socio-culturelle et économique de leurs propres pays au nom de l'adage qui dit que *les États n'ont pas d'amis mais plutôt des intérêts*.

La gouvernance de la santé mondiale ou la gouvernance mondiale de la santé, perçue comme un bien public que toutes les nations se partagent, joue un rôle essentiel dans la coopération internationale en santé. Elle est devenue un objet de préoccupation internationale qui bénéficie depuis quelques années d'un intérêt plus marqué de la part des acteurs de la gouvernance mondiale comme le G8-G7 ou le G20. La gestion de la lutte contre la propagation internationale des maladies est, historiquement, une responsabilité essentielle de l'OMS. Mais, comme disait l'autre, aucun système de gouvernance mondiale ne peut gérer l'invisible. Cette gouvernance figure ainsi parmi les défis majeurs de la santé mondiale. Elle a retenu notre attention dans ce travail dans la mesure où l'OMS qui en a la légitimité et le mandat est assez souvent court-circuitée pour diverses raisons. En période de crise mondiale qui touche tous les pays comme celle du covid-19, la volonté d'assurer la protection de sa population et d'afficher un leadership interne efficace, font resurgir les égoïsmes étatiques.

Les décideurs politiques de chaque pays concerné préfèrent d'abord voguer seuls au nom de la souveraineté nationale pour asseoir ou renforcer leur crédibilité avant de penser à la solidarité mondiale. Celle-ci va exiger que chaque état s'aligne aux indications et directives du grand coordonnateur mondial de la santé qu'est l'OMS. D'autres fois ce sont des considérations relatives à la quête d'hégémonie, qui amènent certains États donateurs à chercher la visibilité de leur contribution spécifique pour espérer récolter les dividendes de leur assistance aux pays bénéficiaires. Dans ces conditions, leurs actions échappent bien souvent à la coordination globale et ils opèrent en solo. La place croissante prise par les acteurs non gouvernementaux qui bien souvent agissent de manière indépendante, en dehors de toute coordination avec les actions de leurs États respectifs, membres de l'OMS, vient aggraver la complexité de cette problématique de gouvernance mondiale de la santé.

C'est dans un tel contexte que nous allons tenter d'aborder les différentes facettes de la coopération internationale en santé, notamment celle dont bénéficient les pays en voie de développement, africains en particulier. Ce travail est le fruit d'une expérience de plusieurs années que nous avons passées dans le cadre de la coopération internationale. Nous avons travaillé dans ce cadre d'abord au niveau de notre pays le Sénégal et aussi au niveau international où nous avons passé plus de dix années à participer activement à la conception des projets, à la mobilisation des ressources et à leur mise en œuvre de projets dans plusieurs pays africains. Nous allons ainsi essayer, au plan didactique, d'insister chaque fois sur ce que nous considérons comme des points forts sans occulter les points faibles. Cela nous permettra de mieux discuter les perspectives de ce processus fort intéressant mais très complexe de la coopération internationale en santé. Une telle réflexion va particulièrement s'appesantir sur les aspects qui nous paraissent les plus importants de cette coopération. Ils concernent principalement sa nature et son importance, les différentes formes qu'elle peut prendre et son influence éventuelle sur les choix des politiques et stratégies sanitaires des pays bénéficiaires ainsi que leur niveau d'indépendance en la matière.

Nous évoquerons aussi les conséquences qui en découlent présentement et dans le futur notamment celles en rapport avec la gouvernance sanitaire mondiale. Ce livre comme nos travaux précédents est destiné en premier à tous les décideurs et acteurs du vaste domaine de la santé publique confrontés au quotidien aux divers aspects de la coopération internationale en matière de santé qui y sont évoqués. Il peut également intéresser les décideurs et acteurs des autres secteurs connexes, compte tenu de la similitude et de l'interdépendance que le secteur de la santé a avec ces derniers. Il peut aussi être une bonne source de documentation pour les étudiants en médecine pour leur cours sur l'histoire de la médecine, rendu maintenant obligatoire dans tous les pays de la CEDEAO, car inclus dans le curriculum du programme de formation des médecins généralistes et harmonisé par l'Organisation ouest-Africaine de la Santé (OOAS).

CHAPITRE 1

GENÈSE DE LA COOPÉRATION SANITAIRE INTERNATIONALE

Encadré N°1

Le champ d'action des organisations internationales, initialement technique, la plus ancienne est l'Union postale, ce champ d'action s'est élargi à des domaines plus politiques, du commerce à la sécurité collective en passant par l'intégration régionale dont un volet important est la sécurité sanitaire. La création des États qui les financent et les dirigent, les organisations internationales sont une facette de la souveraineté collective des États, même si leur action est parfois source de tensions avec la souveraineté de certains États.
L'implication des États et des organismes internationaux dans la gestion des crises en général est un résultat remarquable du développement et de l'évolution des coopérations entre les États, après la Seconde Guerre mondiale, la communauté internationale se fixant pour objectif un monde sans violence, un monde dominé par la quiétude et la cohésion, ainsi qu'un environnement vital bénéfique à tous, cet objectif s'est vite épanoui par le développement des rapports tant interétatiques et institutionnels (Loua Simion 2019).

La coopération internationale en santé publique a commencé dans la deuxième moitié du 19e siècle. Elle est une partie intégrante de la coopération pour le développement qui a suivi la Seconde Guerre mondiale. En effet, comme le rapporte Pierre-Marie David, la santé et le développement de la colonie aussi bien que de la métropole étaient fortement liés pendant la colonisation. Il faut noter, selon lui, que la médecine coloniale était inscrite dans les préoccupations de développement. Elle avait globalement trois grandes fonctions : i) soigner les colons et les agents coloniaux pour qui l'entreprise de civilisation se terminait souvent dans le tombeau ; ii) soigner et civiliser les autochtones iii) créer une force de travail permettant de « mettre en valeur » les territoires conquis[10]. La santé était et demeure indissociable du développement.

L'étude de l'histoire du 19e siècle nous révèle que la coopération sanitaire s'était matérialisée d'une part, par une succession de rencontres sanitaires internationales, à partir de 1851 et la rédaction de conventions sanitaires internationales, et d'autre part, par la création d'institutions internationales de santé publique, à partir de 1838[11]. En réalité, elle est un des fruits de l'enthousiasme pour une universalisation des valeurs fondamentales comme la liberté, l'égalité et la solidarité qui a suivi la fin de la Seconde Guerre mondiale. Née après cette guerre, elle a été fortement influencée par la détermination pour assurer partout le développement. Ne l'oublions pas, le contexte d'après-guerre a surtout été caractérisé par le besoin de créer un nouvel ordre mondial autour de valeurs universelles.

Nous verrons plus loin que c'est cela qui a facilité la création de l'Organisation mondiale de la Santé (OMS) avec des pouvoirs qui transcendent les souverainetés étatiques perçues comme restrictives. Les besoins de sécurité sanitaire exigeaient la mise en place de telles structures supranationales dotées de liberté d'initiative et d'action au niveau de tous les pays membres voire au

---

[10] Pierre-Marie David *La santé : un enjeu de plus en plus central dans les politiques publiques de développement international ?* https://journals.openedition.org/socio-logos/2550.

[11] La coopération internationale en matière de santé, in https://www.eduki.ch/fr/doc/dossier_5_ci.pdf.

niveau mondial. « Le traumatisme propagé par les informations sur les camps de concentration puis d'extermination viendront renforcer cette forte préoccupation pour un nouvel ordre mondial autour de valeurs universelles. Les discours sur le développement se fonderont, au moins en partie, sur cet universalisme », disait Pierre-Marie David[12].

La sécurité sanitaire a toujours été et demeure une préoccupation mondiale. Elle doit naturellement être assurée par des mesures coordonnées, de divers acteurs étatiques et non étatiques, par une institution reconnue et acceptée par tous les concernés comme l'OMS. Il est évident que cela ne peut en aucun cas être l'affaire d'une seule institution ou d'un seul pays. Aucun état, surtout ceux en voie de développement, ne dispose en son sein de tous les moyens nécessaires pour faire face à une urgence de santé publique provoquée par une épidémie, une catastrophe naturelle, une urgence environnementale, ou encore par l'émergence de nouvelles maladies infectieuses. La pandémie au nouveau coronavirus de 2019-2020 (covid-19) qui a démarré en Chine en décembre 2019 en est une belle illustration. L'exception chinoise qui s'en est sortie seule restera comme une particularité dans les annales de l'histoire de la santé publique. Nous reviendrons plus loin sur cette pandémie mondiale sans précédent.

---

[12] Pierre-Marie David, « La santé : un enjeu de plus en plus central dans les politiques publiques de développement international ? », *Socio-logos* [En ligne], 6 | 2011, mis en ligne le 03 mai 2011, consulté le 03 janvier 2020. URL : http://journals.openedition.org/socio-logos/2550?

Encadré N°2

La première trace d'une action visant à protéger les populations contre l'apparition de maladies infectieuses remonte à 1377, année où la République de Venise a édicté une législation instituant une quarantaine à l'égard des navires. Il fallut ensuite attendre presque cinq siècles et les grandes épidémies européennes de choléra entre 1830 et 1847 pour que soit réunie à Paris, en 1851, une conférence sanitaire internationale, et encore quarante années pour que soient adoptées en 1892 une première convention sanitaire internationale, qui concernait le choléra, et en 1897 une deuxième convention concernant la peste (…).

De 1851 à la fin du 19e siècle, dix conférences ont été organisées et huit conventions négociées sur la propagation des maladies infectieuses par-delà les frontières nationales. Même si la plupart de ces conventions sanitaires internationales ne sont jamais entrées en vigueur, il était devenu clair que les conséquences transfrontières des maladies infectieuses posaient un problème qui exigeait la prise de mesures communes à tous les pays comme l'établissement de procédure pour la mise en quarantaine des bateaux aux ports et l'isolement des passagers en provenance d'endroits suspects. En 1892, la *Conférence internationale de la Santé* tenue à Venise en Italie a adopté la Convention sanitaire internationale, laquelle se limitait au choléra. En 1897, une autre convention sanitaire internationale traitant des mesures de prévention contre la peste a été adoptée. À l'aube du 20e siècle, le développement de systèmes internationaux de surveillance transfrontière des maladies a coïncidé avec la nécessité de mettre en place des institutions multilatérales chargées de faire respecter ces conventions. En 1902, une conférence internationale des États américains réunie à Washington créa le Bureau sanitaire international – précurseur du Bureau sanitaire panaméricain et de l'Organisation panaméricaine de la Santé (OPS) actuelle, en anglais *Pan*

American Health Organization (PAHO). Cette dernière est une organisation de santé publique dont la mission est d'améliorer le système de santé, la santé elle-même et le niveau de vie des peuples du continent américain. Elle devra travailler en étroite collaboration avec les ministres de la Santé des différents états membres, les autres gouvernements, les agences internationales, les organisations non gouvernementales, et autres. Elle est basée à Washington DC et possède 27 bureaux nationaux et 9 centres scientifiques. Les 35 pays américains en sont membres[13].

Les conventions de 1892 et de 1897 ont été remplacées en 1903 par une nouvelle Convention sanitaire internationale. En 1907, la plupart des États européens qui avaient négocié les conventions sanitaires internationales du 19e siècle se sont réunis à Rome, en Italie et ont adopté un accord mettant en place *l'Office international d'Hygiène publique (OIHP)* doté d'un secrétariat permanent à Paris. Sa mission était d'ajouter une surveillance internationale à la surveillance que les États, du moins certains d'entre eux, exerçaient en matière de santé publique.

La grippe de 1918, dite « grippe espagnole », due à une souche (H1N1), particulièrement virulente et contagieuse, s'est répandue en pandémie de 1918 à 1919. Bien qu'ayant pour origine probable la Chine pour le « virus père » et les États-Unis pour sa mutation génétique, elle prit le nom de « grippe espagnole » car l'Espagne – non impliquée dans la Première Guerre mondiale – fut le seul pays à publier librement les informations relatives à cette épidémie. Cette pandémie a fait 50 millions de morts selon l'Institut Pasteur, et jusqu'à 100 millions selon certaines réévaluations récentes, soit 2,5 à 5 % de la population mondiale d'alors.

---

[13] Organisation panaméricaine de la santé https://fr.wikipedia.org/wiki/Organisation_panam%C3%A9ricaine_de_la_sant%C3%A9.

Elle serait la pandémie la plus mortelle de l'histoire dans un laps de temps aussi court, devant les 34 millions de morts (estimation) de la peste noire. Toutefois, cette dernière estimation est plus qu'incertaine. Avant cette grippe de 1918, les pandémies de grippe se produisent dans le monde en moyenne trois fois par siècle au cours des 500 dernières années. Les flambées de grippe s'accélèrent au fur et à mesure des siècles : « de 1700 à 1889, l'intervalle moyen entre deux pandémies est de cinquante à soixante ans. À partir de 1889, cet intervalle n'est plus que de dix à quarante ans. Cette accélération peut correspondre à une plus facile propagation du virus, entre autres liée à l'accroissement de la population, à l'urbanisation et à la plus grande fréquence des échanges internationaux. »[14]

Il est important de comprendre l'évolution de cette grippe qui ressemble à s'y méprendre à la pandémie au nouveau coronavirus (covid-19). En effet, Il est rapporté dans les données de la littérature qu'au début du 21e siècle, le maximum de la fourchette de mortalité liée à la grippe restait imprécis et a été porté entre 50 et 100 millions de décès, après intégration des évaluations rétrospectives concernant les pays asiatiques, africains et sud-américains. En quelques mois, la pandémie de la « grippe espagnole » fit plus de victimes que la Première Guerre mondiale qui se terminait cette même année 1918. Certains pays comme les États Unis d'Amérique avaient été touchés entre 1919 et 1920. Le premier cas américain fut en effet enregistré le 4 mars 1918 dans le camp militaire de Funston au Kansas, et le dernier signalé en juillet 1921, en Nouvelle-Calédonie, en territoire français. La progression du virus fut foudroyante et pareille au covid-19 : des foyers d'infection furent localisés dans plusieurs pays et continents à la fois en

---

[14] Grippe de1918 https://fr.wikipedia.org/wiki/Grippe_de_1918.

moins de trois mois, et de part et d'autre des États-Unis en sept jours à peine. Localement, deux voire trois vagues se sont succédées, qui semblaient être liées au développement des transports par bateau et rail notamment, et plus particulièrement au transport de troupes. Cette pandémie avait, dès cette époque, fait prendre conscience de la nature internationale de la menace des épidémies et maladies, et des impératifs de l'hygiène et d'un réseau de surveillance pour y faire face. Il y a ainsi dans l'une des clauses de la charte de la *Société des Nations (SDN),* la volonté de créer un Comité d'hygiène international, qui deviendra l'Organisation mondiale de la Santé (OMS)[15].

L'Office international de l'Hygiène publique (OIHP) rassemblait donc des informations sur les flambées épidémiques afin de les communiquer aux pays participants, avec un bilan qui s'avéra plutôt négatif, dans la mesure où la réglementation, souvent dépassée par les faits, n'était pas reconnue de manière universelle et où tous les cas n'étaient pas notifiés par crainte de réactions négatives sur les échanges internationaux. Entre les deux guerres mondiales (1918 et 1939), les systèmes de santé internationaux n'étaient guère coordonnés. Entre 1919 et 1945, le bureau sanitaire de la Société des Nations à Genève, le Bureau sanitaire panaméricain à Washington et l'OIHP à Paris existaient en toute indépendance et faisaient respecter les conventions et accords relevant de leurs domaines respectifs.

En juillet 1946, fut adoptée à New York, la Constitution de l'Organisation mondiale de la Santé (OMS). Celle-ci, ratifiée par 26 États membres, entrait officiellement en vigueur le 7 avril 1948. Cette date correspond à la Journée mondiale de la Santé. L'OMS hérita de l'expérience et des

---

[15] Grippe espagnole, Pandémie grippale de 1918, in - https://fr.wikipedia.org/wiki/Grippe_espagnole.

méthodes des organismes sanitaires internationaux qui l'avaient précédée et dont elle a pris la relève dans les domaines de la quarantaine internationale, de l'information épidémiologique, de la standardisation biologique. Elle bénéficia d'un champ d'activités beaucoup plus vaste que celui couvert par les organismes internationaux précédents. La santé étant définie par l'Organisation comme un « état de complet bien-être physique, mental et social ».

L'OMS a mis sur pied un ensemble d'organisations régionales. Dès la première Assemblée mondiale de la santé en 1948, six zones furent délimitées et, en 1952, les six bureaux régionaux fonctionnaient déjà. Ces bureaux sont les suivants :

- région africaine (AFRO) ;
- région de la Méditerranée orientale (EMRO) ;
- région européenne (EURO) ;
- région de l'Asie du Sud-Est (SEARO) ;
- région pacifique occidentale (WPRO) ; et
- région des Amériques (AMRO) qui s'identifie avec l'Organisation panaméricaine de la santé.

L'impérieuse nécessité et l'importance toute particulière d'instituer une coopération internationale en matière de santé entre les individus et les États ont ainsi été à l'origine de la création de l'Organisation mondiale de la Santé (OMS). Elle est la seizième institution spécialisée de l'Organisation des Nations unies et une des quatre les plus "grandes" avec l'Organisation internationale du travail (OIT), l'Organisation des Nations unies pour l'Alimentation et l'Agriculture (FAO) et l'Organisation des Nations unies pour l'Éducation, la Science et la Culture (UNESCO). Elle a été ainsi officiellement créée en 1948, en tant qu'organisation intergouvernementale indépendante qui applique la théorie du fonctionnalisme[16] conduisant à des arrangements fonctionnels, ad hoc, de réseaux de relations nouvelles entre nations basées sur des intérêts communs. Elle a ainsi abouti à la création de communautés professionnelles transnationales qui briseraient, ou éroderaient progressivement les souverainetés nationales et préserveraient la paix.

Le but de l'OMS est « d'amener tous les peuples au niveau de santé le plus élevé possible ». Pour atteindre ce but, l'Organisation doit principalement *(1) agir en tant qu'autorité directrice et coordonnatrice, dans le domaine de la santé, des travaux ayant un caractère international, et (2) favoriser la coopération technique en faveur de la santé dans les États Membres, à la demande de leur gouvernement.* Sa particularité par rapport aux autres institutions des Nations unies est sa décentralisation au niveau de bureaux régionaux et au niveau des pays membres. L'OMS dépend directement du Conseil économique et social des Nations unies et son siège se situe à Genève en Suisse.

À côté de cette structure, naissaient progressivement des organisations non gouvernementales du secteur de la santé sur lesquelles nous reviendrons plus loin. Elles sont dédiées elles aussi à la coopération internationale. Ce sont des organisations multilatérales et des organisations non gouvernementales (ONG) qui ne jouissent pas de la même légitimité que l'OMS. Elles vont néanmoins jouer un rôle déterminant dans la coopération sanitaire internationale comme nous le verrons ci-dessous.

---

[16] Michel Virally, A. Colin - Pour une critique du fonctionnalisme, voir *L'organisation mondiale,* Michel Virally, A. Colin, 1972, chap. 14.

CHAPITRE 2

L'AIDE SANITAIRE INTERNATIONALE

Encadré N° 3

Définition de l'aide publique au développement
par Miriam Cue Rio

L'année 1947 est souvent citée comme le point de départ de l'aide au sens moderne du terme. Ce fut en effet l'année durant laquelle le Plan Marshall pour la reconstruction de l'Europe de l'après-guerre fut lancé (Jacquet et Naudet 2006). Malgré l'ampleur sans précédent de cette initiative, certains (Riddell 2007) considèrent toutefois que l'aide publique existait bien avant, avec notamment l'aide acheminée par les gouvernements britannique et français vers leurs colonies dans les années 1930 et 1940. L'adoption de la Charte des Nations unies en 1945 et la Déclaration des droits de l'Homme en 1948 marquent également une étape importante dans ce qui pourrait être considéré comme les principes fondateurs de l'aide (Riddell 2007). Les États signataires de la Charte des Nations unies s'engagent, dans son chapitre IX, à travailler conjointement pour « promouvoir la coopération économique et sociale internationale » (Nations unies 1945). De son côté, la Déclaration des droits de l'Homme stipule, dans son article 25, que « toute personne a droit à un niveau de vie suffisant pour assurer sa santé, son bien-être et ceux de sa famille, notamment pour l'alimentation, l'habillement, le logement, les soins médicaux ainsi que pour les services sociaux nécessaires » (Nations unies 1948).

S'il est possible d'opter pour plusieurs scénarios de départ de l'histoire de l'aide, les faits sont plus clairs en ce qui concerne le moment à partir duquel les montants d'aide commencent à être comptabilisés. C'est en mars 1961 que l'Organisation de coopération et de développement économiques (OCDE) publia la première étude exhaustive sur les Moyens financiers mis à disposition des pays en voie de développement économique (OCDE 1961). À cette époque, les États-Unis ont un rôle prépondérant dans l'octroi de l'aide, suivis par le Royaume-Uni et la France, pays confrontés à l'indépendance de leurs anciennes colonies. Dès lors, l'OCDE effectue une collecte systématique des informations sur les montants d'aide, à partir des données fournies par les pays donneurs.

La création, en 1960, du Comité d'aide au développement (CAD) au sein de l'OCDE, marque une étape importante dans l'institutionnalisation de l'aide publique au développement (APD). Ses neuf membres fondateurs (l'Allemagne, la Belgique, le Canada, les États-Unis, la France, l'Italie, le Portugal, le Royaume-Uni et la Commission de la Communauté économique européenne) commencent, au sein du CAD, à insérer les pratiques de l'aide dans un cadre davantage institutionnel et formel. C'est dans ce contexte que le concept d'aide publique au développement commence à se forger. En 1962, le CAD diffuse les Directives pour la notification des apports d'aide et de ressources aux pays en développement sur une base comparable (OCDE 1962). En 1963 et 1965 il adopte successivement deux Résolutions sur les conditions financières et modalités de l'aide (OCDE 1963 et 1965). Cependant, ce n'est qu'en 1969 que les membres du CAD s'accordent sur la notion d'aide publique au développement, sur la base de deux particularités essentielles qui la caractérisent encore aujourd'hui. La première est qu'elle est constituée d'apports du secteur public. La deuxième est que, à la différence des autres apports du secteur public, l'APD doit être assortie de conditions financières favorables, autrement dit, elle doit revêtir un caractère concessionnel.

En s'appuyant sur ces bases, la définition de l'aide publique au développement fut finalisée en 1972. Utilisée encore de nos jours, cette définition est la suivante : « l'APD se compose des apports de ressources qui sont fournis aux pays moins développés et aux institutions multilatérales par des organismes officiels, y compris des collectivités locales ou par leurs organismes gestionnaires qui, considérés séparément, au niveau de chaque opération, répondent aux critères suivants : (a) être dispensés dans le but essentiel de favoriser le développement économique et l'amélioration du niveau de vie dans les pays les moins développés ; (b) revêtir un caractère de faveur et comporter un élément de libéralité au moins égal à 25 % (pour un taux d'actualisation de 10 %) » (OCDE 2006a : 16).

En définitive, cette définition retient pour l'essentiel quatre conditions pour qualifier un transfert de ressources d'aide publique au développement (Charnoz et Severino 2007) :

i) Son origine : une dépense publique émanant des pays membres du CAD.

ii) Sa destination : au bénéfice de pays et territoires en développement.

iii) Sa finalité : ayant pour intention le développement.

iv) Ses conditions financières : à caractère concessionnel.

(Miriam Cue Rio. Une approche de l'aide publique au développement par le biais de ses objectifs chiffrés : examen de la définition des objectifs comme facteur explicatif de leur non-réalisation. Économies et finances. Université de Versailles-Saint Quentin en Yvelines, 2013. Français. Fftel-00969514f)

Les pays industrialisés avaient manifesté un engagement fort pour une coopération effective entre eux et les pays du sud nouvellement décolonisés pour la plupart. Cette volonté des anciennes métropoles, née de l'euphorie qui a suivi la fin de la guerre 1939-1945 et des indépendances en cascade, s'est rapidement émoussée. L'idée de coopération dans le domaine de la santé a été transformée dans les faits en aide sanitaire pour plusieurs raisons. Nous en retiendrons principalement deux qui, à notre avis, seraient les plus déterminants. Ce sont la pauvreté et son corollaire le mauvais état de santé des populations du Sud. Les deux ont amené d'aucuns à trouver une justification paternaliste de l'aide au développement y compris et surtout l'aide humanitaire dans le secteur de la santé. Ils y verraient un moyen permettant aux pays industrialisés, anciennes métropoles, de pouvoir influencer les politiques et stratégies de santé des gouvernements des pays du Sud. L'aide permettra aussi d'orienter la conception et la gestion de projets dans le meilleur intérêt des pays donateurs. Quelles que puisse être les motivations, le passage de la coopération internationale en matière de santé à l'aide sanitaire internationale est devenu la réalité.

Nous l'avons énoncé à l'introduction ; coopérer, selon l'acception la plus noble du terme, est synonyme de concourir ou participer « ensemble » à une œuvre commune mutuellement avantageuse. Elle devrait idéalement s'inscrire dans la gouvernance mondiale et être portée par les institutions spécialisées des Nations unies, en particulier l'OMS. Tous les états souverains y sont membres et mieux, elle a une représentation régionale et nationale dans toutes les régions et dans presque tous les pays. Ses fonctions, telles que décrites ci-dessus, transcendent les préoccupations de souveraineté étatique individualiste. Ce qui lui permet de prendre des décisions en matière de santé qui engagent tous les pays membres. Elle est mieux à même d'orienter et de coordonner toutes les actions entreprises au nom de la coopération internationale en matière de santé.

L'aide ou l'assistance internationale en matière de santé va dépendre de plusieurs facteurs interdépendants. Du point de vue sémantique, assister quelqu'un n'inclut pas nécessairement sa pleine participation active et responsable. Elle ne nécessite pas, pour ce cas d'espèce, l'implication obligatoire des institutions onusiennes spécialisées en santé. Cela devrait être le cas s'il y'avait une gouvernance sanitaire mondiale résolument engagée dans la rationalisation et l'harmonisation des interventions en santé au niveau international. L'aide en matière de santé est perçue par d'aucuns comme étant une partie intégrante de l'aide au développement tout court. Il s'agit de faire pour l'autre ce qu'il ne peut pas faire pour de multiples raisons. Elle annonce de toute façon un déséquilibre entre l'assistant et l'assisté. Ce rapport rappelle à bien des égards, dans les consciences collectives des habitants des pays du sud, celui de dominants et dominés qui devrait prendre fin avec les indépendances récentes. Les pouvoirs ou capacités d'action des parties en présence se présentent sous des rapports différents.

I. Le contexte de pauvreté des pays bénéficiaires de l'aide en santé

La vulnérabilité économique toute particulière des pays dits du Sud ou pays pauvres ou pays en voie de développement et ses diverses conséquences sont responsables pour une large part du passage de coopération à l'aide en matière de santé. La conséquence sanitaire du sous-développement fait que par analogie celle-ci est bien souvent comparée voire assimilée à une maladie. Nous continuerons ainsi à toujours nous demander si c'est la pauvreté qui entraîne le mauvais état de santé des individus ou c'est parce qu'ils ont un mauvais état de santé qu'ils sont pauvres. Nous n'allons pas à dessein évoquer ici le débat récurrent que soulèvent couramment certains « africanistes » qui réfutent la pauvreté de l'Afrique. Ils fondent leurs argumentaires sur les énormes potentialités et richesses des sols et sous-sols du continent. Cette richesse est certes une réalité indéniable mais ne semble pas profiter au continent. En plus, elle ne répond pour le moment à aucune des définitions admises du développement.

Malgré la croissance économique mondiale en ce début du 21e siècle, la Banque mondiale en 2015 estimait encore qu'environ 736 millions de personnes vivaient en dessous du seuil de pauvreté, soit 1,90 dollar en parité de pouvoir d'achat. Les pauvres vivent encore, selon cette même source, pour plus de la moitié en Afrique subsaharienne, et pour plus de 85 % en Afrique subsaharienne et en Asie du Sud. La région de l'Afrique subsaharienne comptait plus de personnes vivant dans l'extrême pauvreté (407 millions)[17]. Dans ce groupe, ce sont les pays du Sahel qui figurent au rang des plus pauvres de la planète. Les pays africains subsahariens semblent être dans leur globalité les plus grandes victimes des nuisances qui déterminent cette situation. Parmi celles-ci les changements climatiques avec les terribles conséquences négatives sur l'accès à l'eau, à l'éducation, à la sécurité alimentaire, le développement rural, et sur les phénomènes migratoires. La littérature de la période post-coloniale foisonne de statistiques alarmants sur le niveau de pauvreté des pays du Sud, africains en particulier.

Les autres nuisances auxquelles ces pays sont les plus exposés comprennent l'instabilité politique et l'expansion de groupes terroristes et djihadistes. Ils ont également été frappés dans les années 1980s par une crise économique sans précédent. À l'ajustement structurel qui leur avait été imposé, s'était ajoutée une aggravation de la détermination des termes de l'échange, maintes fois décriée en vain. La chute des prix des matières premières provenant de ces pays était concomitante d'une augmentation des coûts des produits d'importation des pays industrialisés. Ces pays africains devaient et doivent également assurer le remboursement de la dette extérieure et en même temps faire face à l'inflation non moins préoccupante.

Tous ces facteurs ensemble aggravent la pauvreté et réduisent ainsi à leur strict minimum les budgets des États, notamment celui de la santé. Ce dernier ne permet que de payer, dans les meilleurs des cas, les salaires des personnels. La part du budget absorbée par les salaires

[17] Banque mondiale, *Mettre fin à la pauvreté dans le monde*. Résumé du Chapitre 1 http:// pubdocs. worldbank. org/en/861781537293219008/ PSPR2018-Ch1-Summary-FR.pdf.

variait et varie encore entre 50 % et 70 % dans la plupart de ces pays. Ces derniers étaient alors, aux lendemains de leurs indépendances, incapables de financer par leurs ressources propres les infrastructures, les équipements et les autres intrants de leurs systèmes de santé. Dans de telles conditions, le recours à l'aide internationale, pour financer les services de santé, semblait s'imposer à eux.

Cette pauvreté n'est pas la seule et unique cause du manque criard de ressources financières du secteur de la santé des pays du Sud. Il y avait et il y a toujours la priorisation d'autres secteurs que celui de la santé par les dirigeants politiques. Ils suivent bien souvent, en agissant de la sorte, les conseils et recommandations des experts internationaux qui considéraient la santé comme un secteur non productif. Il y'avait quoi que l'on puisse en dire un réel manque de volonté politique pour ce secteur. Les ressources qui lui sont allouées restent insignifiantes par rapport aux possibilités des pays et aux besoins des populations. L'insuffisance de recrutement et les rémunérations très faibles du personnel de santé laissent ainsi de nombreux agents formés au chômage malgré la pénurie constatée. Certains parmi ces agents travaillant dans les secteurs publics tentent de combler ce déficit chronique de revenu dont ils souffrent en s'adonnant à d'autres activités ou en intervenant concomitamment dans le secteur privé. Ceci les pousse à se tourner vers des projets financés dans le cadre de l'aide sanitaire internationale où ils peuvent trouver des sources de revenus alternatives plus substantielles mais qui les éloignent des structures publiques de santé[18].

---

[18] Crise des ressources humaines en santé – Revue de la bibliographie, January, 2010. https://www.solthis.org/fr/actualite/crise-des-ressources-humaines-en-sante-revue-de-la-bibliographie/.

Les problèmes en rapport avec la santé aggravés par la pauvreté étaient légion dans ces pays du Sud, surtout africains. Ils englobaient entre autres des systèmes de santé précaires et fragmentés, des ressources insuffisantes, un accès limité aux technologies et aux services de santé disponibles, un manque et une mauvaise gestion des ressources humaines, des catastrophes fréquentes causant des situations d'urgence itérative d'origine naturelle ou humaine et une extrême pauvreté. Plusieurs voies et moyens sont évoqués çà et là pour pallier cette situation. En plus de la demande d'aide, ces derniers tournent, pour l'essentiel, autour du plaidoyer auprès des décideurs pour allouer plus de ressources au secteur de la santé mais aussi par une meilleure utilisation du peu de ressources humaines disponibles dans le secteur. La faiblesse de la gouvernance du secteur de la santé est aussi apparue partout comme un élément crucial à améliorer pour renforcer les systèmes de santé des pays en développement et accroître leur efficacité.

Devant une telle situation, l'aide internationale en santé est alors apparue, tout le long 20e siècle et au même en ce début du 21e siècle, comme le bouée de sauvetage de ces systèmes de santé en agonie. Elle a surtout servi et sert encore à financer les projets et programmes prioritaires de santé publique et soutenir le fonctionnement du système dans sa globalité. En effet, en plus de l'aide financière, ce sont des milliers d'experts qui sont déployés dans les pays du sud dans le cadre de l'aide internationale en matière de santé. Certains parmi eux interviennent à distance à partir des pays d'où l'aide est originaire ; d'autres sont déployés sur le terrain, en Afrique particulièrement.

II. UN CONTEXTE SANITAIRE DÉFAVORABLE

Les statistiques sanitaires mondiales de l'OMS qui fournissent annuellement une masse d'informations sur la santé des 194 pays membres, attestent à suffisance un grand écart entre pays développés et pays pays développement.

Le premier constat que l'on peut faire est que les pays du Sud sont ceux qui ont accusé le plus grand retard pour la réalisation des objectifs mondiaux en rapport avec l'amélioration de la santé et du bien-être de leurs populations. Aucun d'eux n'avaient atteint à l'évaluation les douze indicateurs de l'objectif social de la Santé pour tous à l'an 2000. C'était pour la première fois, à la trentième assemblée mondiale de la santé en 1977 à Genève, que l'OMS avait fixé à ses États membres un objectif commun à tous[19]. Il se trouve également, qu'aucun de ces pays n'avaient aussi réalisé en 2015 les quatre objectifs du millénaire pour le développement (OMD) relatif à la santé. Ces OMD ont été adoptés par la communauté internationale en 1990, pour la période allant de 1990 à 2015. Tous ces objectifs mondiaux, même s'ils n'ont pas été atteints dans les pays du Sud, ont néanmoins été très utiles pour les pousser à accroître leurs efforts dans le domaine de la santé publique. Tout ce qu'ils ont acquis dans ce cadre l'a été grâce en grande partie à l'aide internationale en santé.

---

[19] Assemblée mondiale de la Santé, 30. (1977) . Trentième Assemblée mondiale de la Santé, Genève, 2 - 19 mai 1977 : partie I: résolutions et décisions: annexes. Organisation mondiale de la Santé. https://apps.who.int/iris/handle/10665/91324.

Le secteur de la santé est fortement interconnecté aux autres secteurs et va concourir de plusieurs manières avec ces derniers au développement socio-économique ; but ultime poursuivi par tous ces pays. La définition du développement, qui est capitaliste et occidentale, se confond avec l'industrialisation. Il est apprécié principalement par des indicateurs macro-économiques. Cependant, à bien y réfléchir, le concept devrait nécessairement intégrer des changements profonds en rapport avec certes l'industrie mais aussi avec la démographie, la santé, l'éducation, l'environnement, la culture et le contexte social. La définition consensuelle n'intègre pas aussi dans les faits la justice, l'équité et la liberté malgré les déclarations d'intention de les lier maintes fois réitérées par les dirigeants. La qualité de la vie telle que perçue et vécue par les populations est également ignorée dans la définition universalisante du développement économique.

Ces changements en rapport avec le développement économique sont étroitement liés à la santé qu'ils déterminent dans une large mesure – mais que la santé conditionne en retour. La santé est appréciée dans ses rapports avec le développement d'un point de vue épidémiologique, par l'existence de la souffrance, mesurée par des indicateurs de morbidité (les maladies), de mortalité (les décès) et d'invalidité (les infirmités). En somme, tout ce qui n'est pas la santé telle que définie par l'OMS. Cette définition épidémiologique est plus facilement utilisable pour plaider pour l'aide internationale en santé.

Sur cette base épidémiologique, l'état sanitaire des pays en voie de développement présente un aspect affligeant qui pourrait plutôt susciter la compassion des pays développés. En plus de statistiques terrifiants pour décrire le contexte sanitaire désolant des pays du Sud, des images macabres d'enfants squelettiques qui mourraient par centaines ont été exhibées parfois dans les télévisions et les journaux occidentaux pour toucher les cœurs de potentiels donneurs d'aide. Certains malgré cela s'étonnent de voir les milliards déversés en Afrique par exemple, par les pays industrialisés pour les aider. Ils restent dubitatifs et suspicieux, marqués qu'ils sont par les séquelles de la colonisation. En effet, faut-il le rappeler, l'une des caractéristiques de ce phénomène était l'instinct de domination du colonisateur. Qu'à cela ne tienne, la justification de cette aide se situe de nos jours à un autre niveau. Elle apparaît comme une obligation, ne serait-ce que morale, dans la tête de certains, et qui serait prescrite aux pays industrialisés. Elle participe d'une certaine manière à la quête d'équilibre, de paix et de sécurité sanitaire qui sous-tendent la mondialisation.

Par ailleurs, les pays développés interviennent certes, au nom de la solidarité mondiale, mais aussi et surtout à cause de la menace que représentent les maladies transmissibles des pays pauvres pour leurs propres populations. Ces maladies constituent encore une menace majeure de santé publique dans le monde. Autrefois une pandémie demandait des mois, voire des années, de nos jours le monde est confronté à des agents pathogènes pouvant couvrir tous les pays du globe en quelques jours. Le Covid19 en est une belle illustration. Les changements climatiques qui affectent dramatiquement les pays du Sud ont aussi un impact sur l'incidence de ces maladies transmissibles. Cette dure réalité, nécessite l'application de mesures de prévention et de contrôle de ces maladies transmissibles qui engagent toutes les communautés, comme priorité mondiale de premier ordre[20].

---

[20] Dr Margaret Chan Directeur in « la coopération internationale en matière de santé » https://www.eduki.ch/fr/doc/dossier_5_ci.pdf.

L'état de santé des pays les plus démunis, africains en particulier, est à un niveau préoccupant à tous points de vue lorsqu'il est comparé à celui des pays industrialisés. Alors que l'espérance de vie à la naissance, qui reflète les progrès de la médecine et les niveaux et conditions de vie, se situe environ entre 50 et 70 ans dans le meilleur des cas dans les pays à revenu faible ; elle atteint voire dépasse 80 ans dans les pays industrialisés. Les populations des pays en voie de développement ont ainsi une espérance de vie à la naissance inférieure à la moyenne mondiale estimée en 2019, à environ 71ans[21]. Elle était à 80.7 ans en moyenne dans les 36 pays de l'Organisation de coopération et de développement économique (OCDE) en 2019[22].

Il en est même de l'Indicateur de développement humain (IDH), qui mesure le niveau de développement des pays et qui intègre dans sa détermination l'espérance de vie à la naissance, le niveau d'éducation et le niveau de vie mesuré par le revenu brut par habitant en parité de pouvoir d'achat. La moyenne mondiale pour cet indicateur était à+ 0,728 en 2019. Il varie de 0,954 à 0,801 pour les pays les plus développés. Il se situe pour les pays les plus pauvres du monde entre 0,549 à 0,377. C'est dans ce groupe que se trouvent la plupart des pays africains au sud du Sahara[23] Par ailleurs, le taux de mortalité infantile, un autre indicateur couramment utilisé pour apprécier l'état de santé global d'une population corrélé avec son niveau de développement socio-économique, montre une différence énorme entre les pays développés et ceux en voie de

---

[21] Countries by life expectancy at birth in 2018 (2019 report), https://en.wikipedia.org/wiki/List_of_countries_by_life_expectancy.

[22] OCDE (2019), *Panorama de la santé 2019 : Les indicateurs de l'OCDE*, Éditions OCDE, Paris, https://doi.org/10.1787/5f5b6833-fr.

[23] List of countries by Human Development Index, https://en.wikipedia.org/wiki/List_of_countries_by_Human_Development_Index.

développement. Alors qu'il est bien inférieur à 10 pour 1000 naissances vivantes dans les pays développés (6 pour 1000 en France, 7 pour 1000 aux États Unis d'Amérique) il dépasse de loin les 30 pour 1000 dans tous les états africains où il atteint voire dépasse 100 pour 1000 dans beaucoup d'entre eux[24] Les maladies infectieuses et parasitaires transmissibles, qui ont disparu dans la presque totalité des pays développés, contribuent de manière significative à la forte mortalité constatée dans les pays en voie de développement. Cette surmortalité résulte également de la faiblesse des systèmes de santé de ces pays qui bien souvent manquent gravement de moyens requis pour bien fonctionner.

À la carence en infrastructures et en équipements sanitaires adéquats pour les raisons évoquées ci-dessus, s'ajoute le manque criard de personnels de santé qualifiés au niveau des services de santé. L'OMS signalait dans une de ces études récentes de 2010 que l'Afrique ne compte que 3 % des agents de santé de la planète pour 11 % de la population mondiale et 24 % de la charge de morbidité mondiale. Ce déficit est plus marqué en milieu rural. Selon toujours l'OMS, dans le même rapport, la moitié environ de la population mondiale vit dans les zones rurales et n'est desservie que par 38 % de l'effectif des infirmiers et moins de 25 % de l'effectif des médecins[25]. Les causes de cette situation sont bien connues, au premier rang desquelles figure l'insuffisance des formations qualifiantes dans les pays en voie de développement. Ils ne produisent pas assez de ressources humaines de qualité pour compenser les pertes dues à l'attrition, à l'émigration, à la

---

[25] OMS, Crise des ressources humaines en santé – Revue de la bibliographie, Janvier 2010, https://www.solthis.org/fr/actualite/crise-des-ressources-humaines-en-sante-revue-de-la-bibliographie/.

retraite et aux décès prématurés des personnels sanitaires qualifiés. À cette production insuffisante s'ajoute, ce que nous avons déjà signalé ci-dessus, les faibles capacités d'absorption des pays faute de moyens financiers pour embaucher les personnes formées.

L'aide sanitaire internationale entrerait selon certains dans le cadre de l'engagement des pays dits développés à apporter leur assistance technique et financier aux pays les plus démunis, au nom de la solidarité mondiale, pour résoudre leurs problèmes préoccupants de santé publique en respectant leur souveraineté. Ainsi, l'aide en matière de santé va s'inscrire dans l'aide publique au développement tout court. Elle y prend des allures particulières vu la spécificité et la complexité de ce secteur de la santé. Elle est acheminée selon plusieurs canaux : à travers l'aide humanitaire en matière de santé, l'aide au développement bilatérale et multilatérale ou emprunter d'autres voies. Les acteurs sont également tout aussi variés et différents. Ce sont des acteurs institutionnels ou individuels, publiques et privés intervenant selon divers mécanismes. Il faut rappeler avec Mamadou Barry et ses collaborateurs que l'aide publique au développement pour les anciennes colonies, est née lors de la décolonisation, dans le but de préserver l'influence des anciennes métropoles dans le contexte géopolitique de la guerre froide. C'est dans ce cadre que s'inscrit l'aide sanitaire pour ces pays[26]. La justesse de ses buts et objectifs déclarés ne fait l'objet d'aucun doute. C'est peut-être sa mise en œuvre efficace qui pose des problèmes sérieux que nous allons essayer d'apprécier dans les chapitres qui suivent.

---

[26] Mamadou Barry & Hachimi Sanni Yaya, Series: Santé et société, University of Ottawa Press, Presses de l'Université d'Ottawa, Canada 2015 https://www.jstor.org/stable/j.ctt15nmj5d.

III. LES MÉCANISMES DE MISE EN ŒUVRE DE L'AIDE INTERNATIONALE EN SANTÉ

La mise en œuvre de manière efficace et efficiente de l'aide internationale en santé est une préoccupation majeure aussi bien pour les pays donateurs que pour les récipiendaires. En considérant la genèse de l'OMS et ses missions, on est en droit de penser que c'est elle qui logiquement devrait se charger de cette mise en œuvre ou tout au moins de sa coordination. Elle devrait le faire avec le concours des autres institutions spécialisées des Nations unies affiliées, comme l'UNICEF, l'UNFPA, le PNUD, le BIT et l'UNESCO. Leur statut, buts et objectifs poursuivis les y orientent légitimement. Tel n'est pas le cas pour les autres nouveaux intervenants nombreux et variés. Cette mise en œuvre concerne une multitude et divers intervenants qui ont des moyens et des approches différentes.

L'OMS néanmoins, y a joué et y joue encore un rôle central, en période normale comme en cas de crises. Elle a permis et permet encore d'impulser des politiques et des stratégies de santé hautement révolutionnaires. Celles-ci ont grandement contribué à l'amélioration de la santé des populations à travers le monde. L'adoption par les états membres en 1977, à la 30e assemblée mondiale de la santé, de l'objectif social de la santé pour tous (SPT) et la stratégie des soins de santé primaires (SSP) à la *Conférence mémorable d'Alma Ata* en 1978, pour garantir la réalisation de cet objectif, en sont deux illustrations majeures. Ces deux mesures ont joué un rôle d'une importance capitale pour la santé dans le monde. Au niveau de l'Afrique, l'OMS a impulsé de grandes réformes structurelles pour institutionnaliser les principes et méthodes d'application de la stratégie des soins de santé primaires pour améliorer le processus gestionnaire des systèmes de santé publique. Parmi celles-ci il y'a eu particulièrement le scénario à trois phases, adopté en 1985 à Lusaka en Zambie. Il a permis la structuration standard à trois niveaux des systèmes de santé africains pour, entre autres, faciliter leur comparabilité. La définition du district sanitaire, adoptée en 1987 à Harare au Zimbabwe, a aussi permis de décrire et de caractériser l'unité opérationnelle des systèmes de santé africains. C'est grâce à cette réforme qu'il a été possible de bien situer les rôles et les responsabilités de chaque structure de santé dans la couverture sanitaire des populations. Elle a aussi permis de mieux comprendre l'articulation des formations sanitaires en réseau et leur complémentarité. L'*initiative de Bamako* adoptée la même année (1987) à Bamako au Mali était aussi conçue pour booster la participation des populations au financement des soins de santé primaires. Elle devait, ce faisant, favoriser l'appropriation des services de santé à la base. Toutes ces mesures, et d'autres qui ont suivi, initiées et coordonnées par l'OMS, ont beaucoup contribué à l'amélioration du processus de gestion et à l'appui technique aux communautés pour mieux répondre aux exigences de la décentralisation et de la multisectorialité contenues dans la stratégie des soins de santé primaires.

L'OMS a en plus orienté des mesures pratiques hautement salutaires à travers l'utilisation des agents de santé communautaire de divers profils, des formations de courte durée par des séminaires, des ateliers et autres rencontres de coordination et de renforcement des capacités. Ces mesures ont aussi englobé des stratégies de partage et délégation des tâches, des approches pour accroître les performances et la qualité des services. Elle a aussi joué un grand rôle dans l'élaboration de stratégies pour la motivation et la fidélisation des agents de santé dont celles en rapport avec le payement basé sur la performance, l'élaboration et la diffusion d'outils d'aide à la décision de gestion et divers mécanismes de prépaiements (mutuel, assurance et autres). Toutes ces directives visaient à améliorer la couverture sanitaire des populations et atteindre les objectifs prioritaires de santé.

Malgré ces innombrables dispositions, aussi pertinentes les unes que les autres, prises sous l'égide de l'OMS et à travers plusieurs résolutions, les changements souhaités pour corriger les déséquilibres entre zones urbaines et zones rurales, entre pays développés et en voie de développement n'ont pas été obtenus. En somme, tout ce qui est nécessaire pour renforcer les systèmes de santé des pays du Sud, dont la fragilité et la faiblesse semblent être la source principale du mal décrié par tous, n'est pas encore fait. Le fossé qui existe entre zones urbaines et zones rurales tout autant que celui entre pays développés et pays en voie de développement continue de se creuser chaque jour davantage. Les systèmes de santé des pays développés et ceux des pays en voie de développement ne sont plus comparables à aucun point de vue. La coopération sanitaire internationale cherche à amoindrir ce gap intolérable.

L'aide sanitaire aux pays en voie de développement est ainsi devenue une préoccupation mondiale des grandes puissances. Elle occupe, comme le dit Didier Gobbers, « une place croissante dans le « concert des nations ». Elle est désormais régulièrement abordée dans des enceintes où elle n'avait autrefois pas droit de cité (par exemple les réunions du G 8 ou le Conseil de sécurité des Nations unies). Pour la première fois de son histoire, l'Assemblée générale des Nations unies s'est réunie en session extraordinaire, en juin 2001, sur une question de santé : le VIH & Sida »[27].

Les pays industrialisés n'ont pas cependant réussi encore à mettre au point une approche commune efficace pour l'octroi de cette aide. Plusieurs mécanismes sont exploités dans ce cadre. Elle peut venir dans le cadre de l'aide plus globale au développement ; de l'aide bilatérale de coopération entre États, de l'aide multilatérale à travers des structures de collaboration créées par ces pays développés comme les banques (BM, FMI, BID), l'OCDE, le G8-7, le G20 et plusieurs autres d'origine, de taille et de mode d'intervention différents. L'aide provient aussi de fonds spéciaux destinés à résoudre des problèmes spécifiques de santé publique. C'est le cas du Fonds mondial auquel plus de 80 pays à travers le monde ont versé des contributions pour accélérer la lutte contre trois maladies parmi les plus meurtrières que sont : le VIH et SIDA, la tuberculose et le paludisme. Le soutien financier apporté au Fonds mondial provient avant tout des gouvernements. Ce partenariat recueille des financements selon des cycles de trois ans appelés reconstitution des ressources. La période 2020 à 2022 constitue la sixième reconstitution des ressources du fonds[28]. C'est aussi le cas de GAVI ; l'Alliance mondiale pour les vaccins et la vaccination, qui est une organisation du secteur public et privé, dédiée à «la vaccination pour tous ». Elle a été créée en 2000 pour succéder à l'Initiative pour la Vaccination des enfants (Children's Vaccine Initiative) lancée en 1990.

---

[27] Didier Gobbers, Ingénieur-conseil en organisation, ingénierie du développement, membre de l'Association des professionnels de santé en coopération, ADSP, n° 48, septembre 2004.

[28] The Global Fund, les gouvernements donateurs https://www.theglobalfund.org/fr/government/.

L'aide à la santé s'intègre dans l'aide au développement conçue après la Seconde Guerre mondiale. Les principaux objectifs de cette dernière sont :

- surmonter les obstacles financiers qui maintiennent les pays en développement dans une situation de dépendance ;
- répandre les bienfaits de l'intégration au niveau mondial ;
- renforcer le partage de la prospérité et ;
- réduire de manière considérable la pauvreté de masse et l'inégalité qui menacent de plus en plus la sécurité collective de la communauté internationale[29].

L'Organisation de la Coopération pour le Développement économique (OCDE), composée de 36 pays parmi les plus industrialisés du monde à l'exception de la Chine et de l'URSS, a créé en son sein un Comité d'aide publique au développement (CAD). Celui-ci fournit une base cohérente de statistiques sur l'aide à la santé[30]. Il définit l'aide publique au développement pour la santé et la population, destinée aux hôpitaux et aux dispensaires, y compris dans les établissements spécialisés, comme les sanatoriums pour tuberculeux, la protection maternelle et infantile, les autres services médicaux, y compris la lutte contre les maladies et les épidémies, les programmes de vaccination, les soins infirmiers, la fourniture de médicaments, les services de démonstration relatifs à la santé; l'administration de la santé publique et les programmes d'assurances. Cette

---

[29] Fatou Gueye, thèse, *Efficacité de l'Aide Publique au développement : cas du Sénégal*, DEA 2006, Université Cheikh Anta Diop de Dakar – Sénégal.

[30] OCDE (2019), *Panorama de la santé 2019 : Les indicateurs de l'OCDE*, Éditions OCDE, Paris, https://doi.org/10.1787/5f5b6833-fr.

aide couvre également les politiques et programmes en matière de population et de gestion administrative, les soins en matière de fertilité, la planification familiale, la lutte contre les maladies sexuellement transmissibles (MST) et le virus de l'immunodéficience humaine (VIH)/sida, la formation de personnel en matière de population, de santé et de fertilité. Cependant, son système de notification peut légèrement sous-estimer l'aide susceptible d'influencer le niveau de santé et qui sont par exemple exclus des statistiques d'aide à la santé. Ce sont les sous-secteurs eau, hygiène, éducation et l'aide médicale en cas de catastrophe[31].

L'aide multilatérale quant à elle concerne tout ce que les états dits développés font ensemble à travers des structures créées à cet effet. Elle permet d'augmenter l'effet de levier des ressources investies dans le développement et, par la mutualisation des moyens, de traiter de problématiques hors de portée de l'action bilatérale. Il est pratiquement impossible d'établir une liste exhaustive de toutes les sources d'aide financière et technique en santé des pays industrialisés vers les pays en voie de développement. Il nous paraît également impossible d'opérer une comparaison entre elles car elles sont différentes presque en tout ce qui concerne leur nature, leur montant, leur mode d'intervention, leur durée, leur impact et autres.

C'est pourquoi il devient très difficile voire impossible de chiffrer avec précision le montant global de toute cette aide des pays industrialisés en santé aux pays en voie de développement ou même de comparer leur montant par pays donateurs. Didier Gobbers, qui s'était intéressé à cette question, avait abouti aux mêmes conclusions « qu'il est très difficile de produire un chiffre sérieux du volume

---

[31] *Ibid*-31, p. 35.

global annuel de l'aide financière de la coopération en santé, non pour des raisons de parité monétaire mais parce que les annonces des uns et des autres obéissent à des mécanismes comptables où se confondent les « engagements » et les « décaissements ». Il avait néanmoins avancé que ce montant pouvait être dans les années 2004 de l'ordre de 7 milliards d'euros « utiles » qui sont injectés chaque année par la communauté internationale aux problèmes de santé des pays du continent africain[32]. »

Encadré N° 4

Selon la base de données statistiques de l'OCDE, les apports totaux privés et publics des pays membres du CAD s'élèvent à 588 milliards USD pour l'année 2014. D'une part, les apports et dons privés représentent 445 milliards USD, soit un peu plus de 75 % du total de 588 milliards USD.

Autrement dit, sans avoir attendu le programme d'Addis- Abeba, les ressources privées dominent d'ores et déjà les flux de financement du développement. D'autre part, parmi ces 445 milliards USD de flux privés, seuls 32 milliards concernent les fondations et les bras philanthropiques des entreprises (et encore, rassemblés avec les ONG), soit 6 % du total de 588 milliards USD. Autrement dit, pas grand-chose…

Les résultats du dernier baromètre de Donorinfo confirment eux aussi cette diminution : « en 2015, la part des financements privés progresse (60,2 % des produits 2015 contre 59,2 % en 2014), celle des subsides publics se contracte (35 % des produits 2015 contre 36 % en 2014) »…

(OCDE (2019), *Panorama de la santé 2019 : Les indicateurs de l'OCDE*, Éditions OCDE, aris, https://doi.org/10.1787/5f5b6833-fr.)

Cette aide a joué et joue encore un rôle fondamental dans l'amélioration de la santé des populations. Elle

---

[32] *Ibid*-21, p. 35.

contribue grandement à la résolution de problèmes prioritaires que les pays en voie de développement seuls ne sauraient résoudre. Elle s'est attaquée particulièrement aux aspects primordiaux de la prévention comme la vaccination, l'éducation nutritionnelle et alimentaire, l'hygiène, l'assainissement et les changements sociaux et de comportements nuisibles à la santé que les services publics de santé traditionnels des pays en développement, africains surtout, ne prenaient pas en charge ou pas correctement.

Ces systèmes, hérités de la colonisation, étaient tous orientés vers l'offre de soins curatifs. Cette offre représente également les besoins qu'expriment spontanément les populations. Les soins préventifs n'ont fait l'objet de demande de la part des populations que récemment à la suite de beaucoup d'information, de sensibilisation et d'éducation par les acteurs du secteur de la santé et des secteurs connexes comme l'éducation et l'action sociale.

La santé a toujours été perçue et vécue dans sa dimension curative. Comme nous l'ont appris les sociologues, celui qui a la santé, la santé n'est plus sa priorité, surtout s'il a beaucoup d'autres besoins importants insatisfaits qui l'assaillent. En plus, il n'y a pas de preuves tangibles, faciles à partager avec les populations néophytes, sur la relation entre les interventions de prévention et leurs effets ou impacts sur le maintien de la santé. Il y'a aussi que de multiples représentations socio-culturelles de la genèse des maladies rendent cette tâche encore plus complexe en Afrique ou dans les pays en voie de développement de manière générale. Tout cela a fait que les systèmes de santé publique hospitalocentristes, hérités de la colonisation n'ont pas été suffisamment outillés pour jouer un grand rôle dans la prévention des maladies et la promotion de la santé. Ces domaines semblent ainsi avoir été laissés, consciemment ou inconsciemment, à l'aide internationale en santé.

IV. Les stratégies de délivrance de l'aide internationale en santé

La délivrance de cette aide internationale au pays en développement empruntait et emprunte encore plusieurs stratégies qu'il serait fastidieux voire impossible de vouloir les lister ici toutes. Nous en évoquerons certaines avant de nous appesantir, sur celle qui nous paraît phénoménal, qui est l'utilisation des Organisations non gouvernementales (ONG) internationales du secteur de la santé.

1. L'appui budgétaire

Jusqu'à un passé récent, une bonne partie de l'aide internationale au développement en matière de santé passait par l'appui budgétaire direct. Ce procédé consistait en un transfert de ressources financières de l'agence de financement de la structure ou du pays donateur externe vers le trésor public du pays bénéficiaire. Il se présente dans ce cas spécifique sous la forme d'aide budgétaire sectorielle, destinée à la santé. À l'intérieur du secteur de la santé, il peut aussi arriver que le donateur transfère de l'argent destiné uniquement à un programme spécifique comme la planification familiale. Un tel mécanisme permet de s'assurer que ces fonds ainsi transférés sont gérés conformément aux procédures budgétaires du pays bénéficiaire. Ce dernier va utiliser, pour la gestion de ces fonds, son propre système d'affectation des ressources, de passation de marché et de comptabilité. L'aide budgétaire est une aide non liée, accordée pour étayer une stratégie nationale de développement. Cette forme apparaît pour certains comme l'approche d'aide la plus appropriée. Ceux-là lui trouvent, comme autres avantages, le fait qu'elle respecte et s'aligne automatiquement aux systèmes de gestion du pays. Cette aide est censée financer des projets et plans d'action déjà élaborés et approuvés par les gouvernements des pays bénéficiaires. L'aide budgétaire, vu sous cet angle, peut permettre d'éviter la conception de nouveaux projets initiés uniquement pour satisfaire les idées et conseils des donateurs qui vont s'arrêter avec la fin de ce financement. L'aide budgétaire devrait théoriquement permettre une meilleure appropriation des interventions de santé financées par ces fonds pour les pays bénéficiaires dans la mesure où ils s'intègrent aux budgets locaux en place.

Beaucoup de pays donateurs, cependant, n'ont pas voulu souscrire à ce mécanisme. On lui reproche en plus des lourdeurs contreproductives dans le décaissement, de favoriser surtout les détournements et d'aboutir conséquemment à l'inefficacité de l'aide. C'est principalement pour cette raison et pour d'autres qui tiennent des principes fondamentaux de la comptabilité publique des États donateurs que des pays comme les États-Unis d'Amérique (EUA), n'avaient pas souscrit à ce transfert direct au budget des pays bénéficiaires de leur aide en santé. Les fonds alloués dans la coopération bilatérale par le gouvernement américain doivent toujours être gérés selon leurs procédures budgétaires propres. Leur aide bilatérale, comme la plupart de leurs donations, est exécutée et suivie par une structure dédiée qu'est l'USAID. Celle-ci emploie des organisations américaines internationales, du secteur des ONG, des universités, du secteur privé et autres, pour assurer la délivrance des services sur le terrain.

2. L'assistance technique par les coopérants

L'assistance technique par la fourniture de coopérants, a aussi été fortement utilisée dans le passé comme moyen d'appui au pays en voie de développement dans le cadre de la coopération sanitaire internationale. Elle a simplement pris une forme particulière au lendemain des indépendances des pays anciennement colonisés, africains en particulier. Le souci d'apporter une assistance technique, par l'affectation de coopérants, a existé bien avant les indépendances. Les puissances coloniales, notamment française, britannique et belge, avaient créé dès 1950 une Commission pour la Coopération technique au Sud du Sahara (CCTA). Elle visait à coordonner les actions de développement en Afrique et à tisser des liens avec l'Europe naissante.

L'acquisition de l'indépendance n'a signifié nulle part une rupture totale entre les anciennes colonies, africaines en particulier et les pays colonisateurs. Le cas historique de la guinée Conakry a été une exception. Elle était certes membre des regroupements créés à l'époque par l'ancienne métropole, notamment la fédération de l'Afrique occidentale française (AOF), créée en 1956. Elle avait cependant rejeté la proposition du président français de l'époque, Charles De Gaulle, d'entrer au sein de la communauté française. La Guinée avait ainsi obtenu son indépendance en 1958 et avait totalement rompu ses relations avec l'ancienne métropole. Néanmoins, d'autres coopérants cubains, russes et d'autres pays sont venus lui apporter une assistance technique. Au stade où se trouvait le niveau de développement des anciennes colonies, au lendemain des indépendances, aucun parmi eux ne pouvait se passer des coopérants. Il y'avait aussi une volonté manifeste des métropoles de préserver leur hégémonie économique et culturelle dans les anciennes colonies. À titre d'illustration, la France avait explicitement utilisé l'assistance technique qui représentait 79 % de ses apports d'aide au Sénégal entre 1971 et 1980, pour promouvoir ses propres intérêts, selon une étude de l'institut Nord-Sud. « De tous les pays », disait l'ancien président Georges Pompidou, « la France est celui qui tient le plus profondément à l'exportation de sa langue et de sa culture ». L'aide française à l'enseignement a été le mécanisme privilégié pour atteindre cet objectif[33]. Le volet culturel semblait à bien des égards le plus important pour certaines métropoles comme la France qui avait institué dans ses colonies la politique de l'assimilation.

Dans la même étude évoquée ci-dessus, Lavergne Réal signalait que les motifs économiques pesaient moins lourd, au lendemain des indépendances, que les considérations de prestige national. Il rapportait à ce titre que le ministère français de la Coopération de l'époque, avait lui-même déclaré, que « l'aide aux anciennes colonies constitue le seul moyen d'assurer pour la France, aujourd'hui et dans l'avenir, une véritable place dans le monde, d'éviter la dégradation du prestige et de l'influence de la France, et de permettre à la France de demeurer une grande puissance ». Du côté africain, les relations avec la France ont été favorisées par l'existence d'une élite éduquée à la française, et très attachée à la culture française[34].

Les anciennes métropoles ne voulaient pas du tout rompre avec leurs anciennes colonies. Elles avaient naturellement commencé leur coopération en premier dans leurs anciennes colonies avant de s'étendre ailleurs. Finalement ce sont presque tous les pays industrialisés qui

---

[33] Lavergne, Réal, P. (Réal Philippe), 1950- L'aide au développement du Canada au Sénégal : une étude indépendante. Publié aussi en anglais sous le titre : Canadian development assistance to Senegal. Bibliographie : p. 170 ISBN 0-920494-37-4.
[34] *Ibid*-34, p. 39.

se sont sentis concernés par cette aide internationale en santé au nom de la solidarité mondiale. D'aucuns avaient perçu l'intervention des anciennes métropoles de manière privilégiée dans leurs anciennes colonies comme étant une de leurs stratégies de perpétuation de la colonisation. En effet, les coopérants des anciennes métropoles, français en particulier, étaient présents à tous les niveaux des systèmes de santé des pays nouvellement indépendants. Ils couvraient presque tous les aspects. Ils assuraient littéralement la gestion des systèmes de santé de ces pays. Ils s'occupaient des questions essentielles de santé publique : formation des acteurs, organisation des systèmes, soins du niveau primaire à celui des CHU, formation et encadrement des cadres, conseillers techniques privilégiés des décideurs au niveau ministériel.

Les coopérants étaient aussi affectés dans les différentes structures de prestation de soins des ministères de la Santé notamment dans les hôpitaux comme spécialistes. Ils assuraient l'administration de ces hôpitaux et la gestion de tous les services dans la plupart des cas. Certains hôpitaux étaient confiés entièrement à l'armée française comme centre d'instruction, de recherche et de prestation de soins – l'hôpital militaire de Dakar, de Libreville et de Brazzaville, en sont de bons exemples. Ils assuraient à l'origine la prise en charge prioritairement des fonctionnaires de l'État et leur famille qui y accédaient moyennant des imputations budgétaires délivrées par le ministère des Finances.

Les coopérants étaient ainsi au niveau central, dans les services de soins à tous les niveaux. Ils consommaient une part importante des budgets alloués à la coopération. En plus, les pays bénéficiaires participaient à leur prise en charge en leur fournissant le logement et autres commodités selon la nature des accords signés. La France, la Grande-Bretagne, la Belgique, le Portugal, l'Allemagne mais aussi des États non colonisateurs comme la Suisse, les États

Unis d'Amérique, l'URSS, la Chine et Cuba s'étaient particulièrement distingués dans cette forme de coopération bilatérale par l'envoie d'assistants techniques dans ces pays nouvellement indépendants[35]. Plus récemment des pays émergents comme le Japon, la Corée du Sud, l'Inde, le Brésil, et des pays membres de l'Union européenne, pour ne citer que ceux-là, envoient eux aussi des coopérants, surtout en Afrique. Vu l'importance toute particulière de cette coopération, chacun de ces pays industrialisés avait créé et maintenu encore une structure dédiée, hautement placée dans la hiérarchie administrative du pays, pour gérer cette forme de coopération. Ces structures opèrent au sein ou en relation avec les ministères des Affaires étrangères mais dans bien des cas elles sont totalement indépendantes, tout au moins dans leur mode de fonctionnement.

La France avait d'abord un ministère de la Coopération qui était ensuite intégré à celui des Affaires étrangères mais elle a créé maintenant l'Agence française de Développement (AFD). La coopération bilatérale américaine passe par L'Agence des États-Unis pour le Développement International principale structure du Gouvernement américain chargée de développement économique et de l'assistance humanitaire aux peuples du monde entier. Les Canadiens utilisent l'Agence canadienne pour le Développement international (ACDI), le gouvernement allemand la GTZ, celui du Japon JICA ainsi de suite.

Les coopérants occidentaux étaient et sont encore plus nombreux dans les domaines de la santé, de l'éducation et de l'agriculture au sens large. La France a été en effet la

---

[35] Coopérants et coopération en Afrique : circulations et transferts culturels (années 1950 à nos jours) Colloques, 29 Nov.- 30 Nov, 29 Nov. 2012, Centre d'Histoire de Sciences Po in http://chsp.sciences-po.fr/evenement/ cooperants-et-cooperation-en-afrique-circulations-et-transferts-culturels-annees-1950-nos-

première « exportatrice mondiale » de coopérants dans les années 1970[36]. Au début des années 1960, la coopération française a été fortement influencée par le contexte de la décolonisation. Il y'a eu un consensus international sur la nécessité d'apporter une aide publique au développement aux pays nouvellement décolonisés. « Aucun pays, aucune organisation internationale ne pouvait se targuer, à cette époque, d'avoir mobilisé autant d'aide que la France dans le domaine de la coopération pour l'aide au développement. Elle s'était traduite par d'importants appuis en personnel » nous relatait Yayé Mariama Diallo BARRY dans son mémoire de fin d'étude de Master en administration à l'ENA de Paris en 2014[37].

Encadré N° 5

En Afrique, la coopération en santé est une réalité complexe. Sans elle, les États du Sud ne pourraient développer leurs systèmes sanitaires. Mais elle permet aussi aux apporteurs d'aide de contribuer à traiter des questions essentielles pour eux (économie, recherche, sécurité sanitaire).

(**Didier Gobbers,** Ingénieur-conseil en organisation, ingénierie du développement, membre de l'Association des professionnels de santé en coopération, adsp n° 48 septembre 2004).

Le nombre de coopérants français dans le seul secteur de la santé dans les zones dites prioritaires, à titre d'illustration, avait atteint le chiffre 831 experts entre 1987-1988. Il a été réduit à 196 experts quinze ans plus tard entre 2001-2002. Ils travaillaient à temps plein au titre

---

[36] *Ibid*-31, p. 32.

[37] Yayé Mariama Diallo, Barry - *Les enjeux de l'assistance technique française en Afrique subsaharienne : le cas d'Adetef.* Mémoire Soutenu par CIP Promotion Jules Verne (2013-2014) : Master « Relations internationales et Actions à l'Etranger » Parcours « Administration publique et Affaires Internationales » : Université Paris 1. École nationale d'administration.

du ministère des Affaires étrangères et pour 90 % d'entre eux en Afrique francophone[38]. Les liens particuliers et complexes des anciennes métropoles avec leurs anciennes colonies expliquent cette présence importante des coopérants français en Afrique. Il s'agissait d'une forte mobilisation de personnels de la santé, hautement qualifiés, particulièrement pour le corps enseignant. Ils étaient affectés bien souvent pour une longue durée à la disposition des institutions des pays bénéficiaires de l'aide ou pour mettre en œuvre des programmes financés en leur faveur.

Ces liens ont fait et font encore l'objet de questionnements, de suspicion et souvent de remise en question voire de vives critiques. Ils sont aussi, pour d'autres, hautement appréciés et fortement magnifiés. Chacun y va selon sa proximité avec les coopérants, ses convictions personnelles et ses perceptions pour les réprouver ou les approuver. Les argumentaires, aussi convaincants les uns que les autres, ne manquent jamais de chaque bord dans pareille situation. Ceux qui s'y opposent y vont souvent avec passion et véhémence. Ces coopérants dans la conscience de certains, africains notamment, qui ont vécu la colonisation, représentent à leurs yeux une perpétuation du fait colonial. Leur présence réveille ainsi dans leur subconscient le sentiment pénible de domination vécu durant cette période. Cette domination créait bien évidemment chez les « dominés » un sentiment d'infériorité, de frustration ou de révolte, exprimé ou intériorisé. Certains pour cette raison adoptaient, vis-à-vis de la coopération et des coopérants, une posture d'homme révolté, pareille à celle décrite par Albert Camus dans « l'homme révolté ». Pour ce dernier « la révolte est le fait de l'homme informé, qui

---

[38] *Ibid*-27, p. 28.

possède la conscience de ses droits dont le « non » signifie oui et non à la fois » ; jusque-là oui ! au-delà c'est non ![39].

L'appréciation que les uns et les autres avaient du fait colonial et des coopérants, étaient aussi divergents que l'étaient leur profil et leur position sociale. D'aucuns voyaient en eux les anciens « maîtres » à qui ils vouaient un grand respect et à la limite une admiration folle pour leur savoir, leur savoir-faire, leur sens de l'organisation et de la méthode. Ils étaient dépositaires auprès de ces personnes de tout ce qui fonde une vraie médecine, qui est la confiance du patient. Ne l'oublions pas, la médecine dite moderne est une médecine importée de chez le colonisateur, complètement différente de la médecine africaine dite traditionnelle. L'universalité de la médecine moderne, n'est connue que par l'élite intellectuelle et même peut être uniquement par celle du secteur de la santé. Il n'était pas rare dans ces conditions de constater que les patients africains, dans les formations sanitaires où officiaient des coopérants blancs, montraient manifestement leur préférence pour se faire consulter par ces derniers nonobstant leur niveau de qualification. Un coopérant blanc, quelquefois encore étudiant en médecine ou médecin volontaire du service national français (VSN), était préféré à son collègue africain noir, même si ce dernier est diplômé depuis plusieurs années. Cette croyance, du reste compréhensible, de suprématie des blancs pour cette médecine qui vient de chez eux, était profondément ancrée dans les esprits de beaucoup de patients. Elle est aussi l'une des résultantes de la politique de l'assimilation et de la domination économique du colonisateur.

---

[39] Albert Camus, *L'homme révolté*. Gallimard, 1951, 384 p.

Les populations des anciennes colonies vont pendant longtemps continuer à considérer que tout ce qui venait de l'ancienne métropole était meilleur, y compris la médecine moderne. Certains coopérants en étaient conscients et affichaient un rejet total de toute idée de médecine traditionnelle locale qu'ils assimilaient à de l'obscurantisme. On reprochait à ceux-là une certaine arrogance, une attitude d'omniscient et une condescendance vis-à-vis de leurs homologues et collaborateurs trouvés sur place. À l'opposé, il y en avait d'autres dont l'humanisme, la clairvoyance, l'esprit de bâtisseur forçaient le respect et l'admiration des autorités locales, de leurs collaborateurs et de toute la population qu'ils servaient. Ceux-là étaient de véritables bâtisseurs, et non des conquérants, qui ont laissé derrière eux des réalisations extraordinaires qui ont continué des années durant à servir avec efficacité les populations des anciennes colonies.

Le transfert des connaissances et de compétences a occupé une place centrale dans les réalisations des coopérants encore appelés assistants techniques. C'est pourquoi, la grande majorité des enseignants des centres de formation supérieurs, notamment des universités, figure dans ce groupe de coopérants hautement appréciés. Les pays en développement, surtout africains, leur doivent la qualité de leurs ressources humaines du secteur de la santé. Parmi ces nombreux pionniers du développement du secteur de la santé en Afrique, il y'a un nom, par devoir de mémoire, que nous ne pouvons pas nous empêcher de citer ici comme modèle. C'est celui de notre maître et mentor, l'éminent professeur Hervé De Lanture. Il a été le fondateur de l'Institut de Santé et de Développement (ISED) du Sénégal avec son acolyte et « complice », nom moins éminent, le professeur sénégalais émérite Ibrahima Wone. Ils nous ont laissé derrière eux, une vision holistique de la santé publique reposant sur les préceptes des soins de santé primaires. Ils ont pratiqué et enseigné les principes fondamentaux de cette stratégie avant son adoption par la communauté mondiale en 1978 à Alma Ata. Ils nous ont surtout laissé derrière eux une approche inédite de l'enseignement de la santé publique hautement magnifiée par tous. Sa philosophie et ses principes directeurs ont toujours été de chercher à combler les déficits des formations antérieures en combinant des acquisitions théoriques et pratiques bien adaptées aux réalités du moment. L'institution n'a été qu'un symbole pour matérialiser leur génie créateur et leur engagement pour l'Afrique. Cet institut a formé en santé publique la grande majorité des cadres sénégalais et beaucoup d'autres des pays francophones de la sous-région.

Les assistants techniques qui ont ce profil de bâtisseur sont nombreux et leurs réalisations pour la promotion de la nouvelle santé publique aussi importantes les unes que les autres. Certaines ONG internationales restées sur place comme Enda Tiers Monde, créée par Jacques Bugnicourt, figurent parmi ces réalisations exceptionnelles. Cette ONG internationale collabore étroitement avec l'ISED qui utilise son centre de formation et de recherche comme son lieu de formation présentielle alternée avec des phases d'application pratiques dans les districts sanitaires du pays. Les transferts de compétences, des coopérants aux nationaux, étaient certes essentiels au renforcement des capacités des pays bénéficiaires de l'aide en santé, mais ils permettaient aussi aux pays qui les fournissaient de maintenir leur influence même en se retirant. En effet, à travers ces transferts de compétences ils diffusaient des modèles d'organisation et de fonctionnement conformes aux valeurs et aux intérêts des pays métropolitains.

Le sentiment des bénéficiaires de cette forme d'assistance technique, notamment africains, comme celui du reste du coopérant désigné, « non volontaire », sur cette question de la coopération va dépendre d'une multitude de facteurs. Ces derniers vont englober tout ce qui va déterminer leur jugement et leur attitude vis-à-vis de la coopération. Ils sont innombrables et sont principalement en rapport avec, entre autres, le profil de l'intéressé, son statut social, ses relations directes ou indirectes avec le fait colonial, ses ambitions personnelles et perspectives dans la vie. Ils vont non seulement déterminer les sentiments vis-à-vis de la colonisation et de la coopération mais aussi la capacité ou non de les extérioriser. Le coopérant, dans tous les cas, devait affronter un environnement qui lui est jusque-là inconnu avec souvent un climat rude voir hostile pour lui. À cela devait s'ajouter l'exposition à de multiples facteurs de risque dont des maladies inexistantes dans son pays d'origine. Les habitudes de vie, la culture et les traditions de son pays d'accueil vont nécessiter de sa part des efforts d'adaptation, où la seule facilitation, de taille certes, était son statut de coopérant qui le plaçait souvent bien au-dessus de ses collègues autochtones trouvés sur place. Les coopérants français, du fait de la politique d'assimilation qu'avait institué le modèle de la colonisation à la française, pouvaient être plus facilement à l'aise que les autres dans leur lieu d'affectation, surtout s'ils servaient dans les grandes zones urbaines très acculturées à la française.

Les coopérants des anciennes métropoles, à n'en point douter, ont joué un rôle déterminant dans la mise en place des politiques, stratégies et systèmes de santé dans toutes leurs anciennes colonies. Ils ont été rejoints plus tard par beaucoup d'autres coopérants venant de pays qui n'étaient pas impliqués dans le processus de colonisation. Tous ces coopérants seront progressivement remplacés par des cadres locaux qu'ils ont formés sur place ou aidés à se former à l'étranger. Ceux-là à leur retour dans leurs pays d'origine, francophones en particulier, ont maintenu de bonnes relations avec leurs anciens encadreurs coopérants, devenus leurs mentors dans le cadre de la formation continue et de la recherche. Ils leur prodiguaient aussi des conseils et des orientations pour le développement institutionnel de leurs services naissants. Une telle relation a permis la garantie du maintien du modèle de système de santé mis en place par les coopérants. La structuration de ces systèmes est simplement une tentative de reproduction de celui de la métropole.

Le rôle le plus déterminant que les coopérants français d'Afrique au Sud du Sahara ont joué et jouent encore est la mise en place et la gestion d'institutions de formation et de recherche à vocation sous-régionale. Elles sont presque toutes entièrement financées et gérées par la coopération française. Ce sont les centres de recherches comme les instituts pasteurs, l'ex-ORSTOM devenu IRD, l'ex-OCCGE et le centre Muraz, l'ex-ORANA devenu BANAS, puis SANAS, maintenant DAN (Division de l'Alimentation et de la Nutrition), pour ne citer que ceux-là. La majeure partie de ces structures nationales ou sous-régionales de recherche sont encore supportées techniquement et financièrement par la coopération, française en particulier. L'ancienne ORSTOM devenue IRD, est orientée vers la recherche pour le développement comme son nom l'indique. Les Instituts Pasteur se sont occupés et s'occupent encore principalement de production et la diffusion de vaccin comme celui de la fièvre jaune. Ils ont joué et jouent encore un rôle fondamental dans l'identification de nouveaux agents pathogènes. Ce fut le cas dans les trois dernières pandémies qui ont secoué le monde entier et l'Afrique en particulier : le VIH & Sida, Ébola et le covid-19. Certaines parmi ces structures ont changé de statuts en devenant des organisations non gouvernementales à but non lucratif pour s'assurer leur meilleur ancrage au contexte local. Leurs interventions se font bien souvent à travers des projets qu'ils mettent en œuvre avec des experts locaux pour soutenir les interventions de santé des gouvernements.

L'implication des Africains autochtones dans les activités de recherche de ces institutions s'est avérée très tôt indispensables. Les activités de recherche, dans les domaines socio-culturels notamment, avaient commencé à se développer pendant la période coloniale. Les Africains auraient joué très tôt un rôle déterminant dans ce domaine. Celui-ci est cependant resté longtemps celui de subordonné dans les dispositifs de production des savoirs coloniaux. Jézéquel Jean-Hervé rapporte que, « d'une certaine manière, le recours aux informateurs indigènes est aussi ancien que la pratique du terrain ethnographique »[40]. Cette recherche menée par ces institutions a cependant fait l'objet de vives critiques. On lui a surtout reproché de ne pas nécessairement tenir en compte les besoins prioritaires en santé des pays du Sud.

D'autres coopérants du secteur de la santé étaient affectés comme conseillers privilégiés des ministres de la Santé des pays africains, dans la plupart des anciennes colonies françaises. Ces coopérants-conseillers veillaient surtout à la bonne utilisation des fonds alloués par leur gouvernement à la santé dans le cadre de la coopération. Ce suivi était fait en étroite collaboration avec leur représentation diplomatique.

À côté de ces structures gouvernementales qui fournissaient une assistance technique par l'intermédiaire des coopérants, il y avait d'autres plus indépendantes,

---

[40] Jézéquel Jean-Hervé, « Les professionnels africains de la recherche dans l'État colonial tardif. Le personnel local de l'Institut français d'Afrique noire entre 1938 et 1960 », *Revue d'Histoire des Sciences humaines*, 2011/1 (n° 24), p. 35-60. DOI: 10.3917/rhsh.024.0035. URL : https://www.cairn.info/revue-histoire-des-sciences-humaines-2011-1-page-35.htm.

comme l'institut nord-sud canadien. Cet Institut est une corporation à but non lucratif créé en 1976, distincte des ONG chargées elles de mise en œuvre de l'aide sanitaire au développement. Son but était de mener des recherches spécialisées pouvant contribuer à la formulation de politiques sur les relations « Nord-Sud » ; entre les pays industrialisés et les pays en voie de développement. Les résultats de ces recherches étaient transmis aux législateurs, aux organismes intéressés et au grand public pour permettre une meilleure compréhension des questions de développement et susciter des discussions éclairées dans ce domaine. L'Institut est un organisme indépendant et non partisan, qui collabore avec tout un ensemble d'organismes canadiens et internationaux dont l'OCDE[41].

3. Les nouveaux acteurs de la coopération internationale en santé

Le secteur privé des pays développés avait commencé au 20e siècle à jouer un grand rôle dans l'aide sanitaire internationale. Un nombre grandissant de voix s'était fait entendre vers la fin du 20e siècle au sein des institutions multilatérales et des organismes donateurs d'aide pour défendre le rôle du secteur privé dans le développement en général et dans celui de la santé en particulier. Le secteur privé pour le développement fait référence aux diverses formes de participation fondée sur des partenariats contractuels entre, d'une part, une partie publique (bailleurs publics, institutions publiques à vocation d'aide au

---

[41] Lavergne, Réal, P. (Réal Philippe), 1950- *L'aide au développement du Canada au Sénégal : une étude indépendante.* Publié aussi en anglais sous le titre : Canadian development assistance to Senegal. Bibliographie : p. 170 ISBN 0-920494-37-4.

développement, ou administrations publiques) et, d'autre part, une partie privée (entreprises et/ou investisseurs du secteur privé, organisations non gouvernementales). Cette collaboration devrait aboutir à l'atteinte d'objectifs spécifiques de développement, y compris dans le secteur de la santé.

L'implication du secteur privé s'imposait dans la mesure où son aide ciblait, tout au moins du point de vue de ses ambitions déclarées, les plus démunis et les plus vulnérables. Il voulait ainsi contribuer à la réduction de l'iniquité et renforcer l'état de droit et la justice dans les pays en développement. La priorité, disait-on également, devrait être de convertir l'aide publique au développement en un stimulateur de croissance du secteur privé. Une telle approche devrait permettre d'aboutir à générer des retombées et des effets collatéraux sur les ultimes bénéficiaires, à savoir les pauvres et les personnes vulnérables[42]. C'est de cette volonté du secteur privé des pays développés de s'impliquer dans l'aide publique au développement des pays du Sud que découle son engagement pour soutenir le secteur de la santé. Cela a suscité beaucoup d'espoirs dans ces pays en voie de développement. En effet, l'implication du secteur privé vient avec des exigences de transparence et de réalisation de résultats et d'impact de l'aide. Le secteur privé a la réputation de s'orienter toujours vers une quête d'efficacité. Cela est une de ses caractéristiques reconnues partout dans le monde. Il est clair que les acteurs de ce secteur évoluent dans un environnement concurrentiel où seule l'efficacité peut garantir la survie à long terme. L'intervention de ce secteur se fait à travers la

---

[42] Le secteur privé et son rôle dans le développement- une perspective syndicale, Un document du Réseau syndical de Coopération au Développement Avril 2014, in https://www.ituc-csi.org/IMG/pdf/fr-private_sector-2.pdf.

responsabilité sociétale des entreprises, les fondations et les ONG internationales. Ces dernières jouent aujourd'hui le plus grand rôle sur le terrain en ce sens qu'elles s'occupent plus spécifiquement de mise en œuvre de l'aide sanitaire internationale d'où qu'elle provienne. C'est pourquoi, nous leur avons réservé un chapitre propre pour discuter de leur implication dans l'aide sanitaire internationale.

Le secteur de la santé a également enregistré ces dernières années, l'intervention de grands pays à revenu intermédiaire (PRI) tels que le Brésil, la Chine, l'Inde, la Thaïlande, la Turquie, la Fédération de Russie, l'Afrique du Sud et plusieurs autres. Il y'a eu aussi le soutien non moins important des membres des pays de l'OPEP (Kuweit, Venezuela, Émirats arabes unis). Ils sont devenus eux-mêmes d'importants donateurs. Tous ces pays donateurs non traditionnels, c'est-à-dire qui ne sont pas membres du Comité d'aide au développement – le CAD de l'OCDE, auraient fourni quelques 10 milliards USD d'aide en 2010, soit le double de celle de 2005. L'émergence de ces donateurs bilatéraux et de grands donateurs privés, selon Gilles Carbonnier, « érode l'oligopole exercé de fait par les membres du CAD. La concurrence accrue entre donateurs ouvre de nouvelles perspectives pour relever les défis du développement. Mais elle peut aussi réduire la marge de manœuvre des donateurs traditionnels en diminuant l'impact de la conditionnalité de l'aide »[43].

Les fondations, quant à elles, occupent de nos jours une place privilégiée des donateurs philanthropes, insoupçonnée

---

[43] Gilles Carbonnier et Andy Sumner, Quel type d'aide dans un monde où les pauvres vivent dans les pays émergents ? Édition électronique URL : http://journals.openedition.org/poldev/943 DOI : 10.4000/poldev.943 ISBN : 978-2-940415-83-0 ISSN : 1663-9391 Date de publication : 1 avril 2012.

il y'a seulement quelques dizaines d'années. Leur nombre ne cesse d'accroître avec une domination nette des fondations américaines. À titre de comparaison, le financement philanthropique par les fondations américaines représentait en 2005 3,8 milliards de dollars à l'international, contre 807 millions de dollars pour les fondations européennes. La philanthropie intervient quand les fondations estiment pouvoir et devoir infléchir une situation et quand les actions des gouvernements, des organisations internationales, et parfois du marché, sont jugées insuffisantes ou inexistantes. Elles interviennent en dehors du cadre des accords politiques bi ou multilatéraux. Ce qui leur donne une plus grande flexibilité et liberté de choix et d'actions. L'un des acteurs majeurs dans ce secteur est la fondation Bill et Melinda Gates. D'autres fondations comme le Welcome Trust (Grande-Bretagne), la fondation Rockefeller (USA), la fondation Burroughs Welcome (USA), le Rotary International (présent dans plus de 200 pays et territoires) ainsi que des fondations créées par les firmes pharmaceutiques (Bristol Meyer Squibb, Glaxo Smith-Kline, Pfizer, Eli Lilly, Sanofi-Aventis…), ont aussi entrepris des actions aux retombées significatives[44]. Ces nouveaux acteurs sont fortement appréciés à cause de la souplesse de leurs procédures, leur utilisation des méthodes de gestion efficace du secteur privé qui privilégient la quête de résultats et d'impact sur la santé des populations. Mieux, ces fondations s'intéressent souvent à des domaines où l'aide internationale bilatérale ou multilatérale en santé commençait à s'amoindrir ou

[44] Marame Ndour doctorante, philanthropie et santé publique, l'annuel du développement durable, sciences Po, les Presses, centre de recherches politiques de la Sorbonne et institut du développement durable et des relations internationales 2009, Paris (France). http://regardssurlaterre.com/sites/default/files/rst/2009-13-FR.pdf.

n'existait pas du tout. À titre d'exemple, la fondation Bill et Melinda Gates est le premier bailleur privé au monde à s'intéresser à la lutte contre les maladies tropicales dites négligées. Elle a dépensé des milliers de dollars pour son programme intitulé *Global Health* et elle a versé avec le milliardaire Michael Bloomberg des millions de dollars pour lutter contre les méfaits du tabac et les maladies chroniques. Mariame Ndour disait cependant à ce propos « que la fondation de Bill Gates affiche une stratégie interventionniste orientée vers le « capitalisme créatif » et sa position dominante dépasse aujourd'hui sa seule capacité financière. Elle oriente ainsi, disait-elle, les priorités en matière de recherche et développement (R&D) sur les maladies négligées en participant à des partenariats comme le GAVI, alliance mondiale pour la vaccination et l'immunisation »[45].

Encadré N° 6

Les acteurs privés s'impliquent davantage dans le financement de l'aide internationale, comme l'ONU les y a encouragés. En raison de leur capacité à orienter d'autres financements, l'engagement des fondations philanthropiques privées américaines dans la santé mondiale suscite espoir et prudence. Les bailleurs multilatéraux, pour avoir accès aux financements des fondations, doivent nécessairement suivre des orientations prédéfinies. C'est pourquoi l'OMS a dû avaliser la nette préférence des fondations pour des programmes verticaux, qui consiste à miser sur des programmes spécifiques visant des résultats rapides et peu coûteux. À l'opposé, l'OMS rencontre des difficultés à obtenir des soutiens pour des projets participant d'une approche plus globale des systèmes de soins : les fondations sont peu disposées à se lancer dans le financement d'une telle démarche – dont la pertinence est pourtant reconnue – car ses résultats ne sont visibles que sur le long terme.

[Marame Ndour doctorante SciencesPo (*Ibid*-44, P42)]

---

[45] *Ibid*-44, p. 47.

L'intervention des fondations dans l'aide sanitaire au pays du Sud, bien que située au cœur de la philanthropie, suscite néanmoins quelques inquiétudes. Celles-ci sont dues au fait que leurs maisons-mères interviennent parfois dans des industries qui ne sont pas toujours favorables à la promotion de la santé au sens large. Elles pourraient aussi influencer en leur faveur les choix des politiques et stratégies de santé au niveau national et pire au niveau international. Il y'a aussi le risque de voir apparaître ce que d'aucuns appellent un « paternalisme philanthropique ». Ce dernier ferait que les individus les plus fortunés, et donc potentiellement les plus influents, prennent le contrôle du leadership sanitaire mondial sans une consultation démocratique préalable avec les autres nations. Leur engagement propre pour telle ou telle cause pourrait ne pas nécessairement servir l'intérêt général, visant une société plus juste et égalitaire. Il a été relaté qu'avec un budget deux fois supérieur à celui de l'Organisation mondiale de la Santé, et en tant que second bailleur de fonds de cette organisation onusienne, la fondation Bill et Milinda Gates exerce une influence certaine dans le secteur de la santé publique à travers le monde[46].

Les financements de ces fondations, par ailleurs, vont essentiellement vers la mise en place de programmes verticaux de courte durée fortement décriés ces dernières années. Ils ne vont pas vers le renforcement des systèmes de santé hautement sollicité par les pays et également par l'OMS. On leur reproche ainsi de ne pas s'investir sur les déterminants sous-jacents et profonds de la maladie que

---

[46] Philanthropie et solidarité internationale : des ressources privées au service d'un intérêt général mondial ? publié par Univer Sud en Juin 2017 https://www.eclosio.ong/publication/philanthropie-et-solidarite-internationale-des-ressources-privees-au-service-dun-interet-general-mondial/

sont la pauvreté, l'ignorance et la destruction de l'environnement. Cet état de fait constitue un risque majeur pour les pays en voie de développement. Ils n'ont pas les moyens d'effectuer le contrôle nécessaire des insuffisances et lacunes éventuelles liées aux financements privés du secteur de la santé. Dans tous les cas, ils ne peuvent pas s'opposer à l'influence négative éventuelle que des ressources privées pourraient exercer sur leur système de santé. Ils ne peuvent pas non plus agir sur les institutions internationales dont la vocation est d'orienter et de coordonner les interventions au niveau mondial. Ces dernières déclarent toujours s'engager pour un intérêt aussi général que l'amélioration des conditions de vie des populations du Sud et la réduction des inégalités de par le monde. À côté de ces fondations, il y'a bien évidemment le grand groupe des ONG internationales qui apparaissent davantage comme des exécutants de l'aide internationale que comme des bailleurs de fonds à proprement parler.

4. L'assistance technique par les ONG internationales

Nous n'avons nullement la prétention dans ce chapitre, de traiter tous les aspects qui concernent cette problématique complexe et étendue des ONG internationales du secteur de la santé. Nous nous limiterons à faire apparaître une synthèse en rapport avec leur genèse, développement, contribution, limites et leurs perspectives.

Les ONG sont des structures privées à but non lucratif qui jouissent d'une grande flexibilité et d'une capacité de mobilisation des moyens de toutes sortes. Elles ont complètement changé la physionomie de l'aide internationale en matière de santé. Elles étaient des acteurs méconnus, non acceptés, soupçonnés de concurrencer les États à leur tout début, dans les années 1970. Elles sont aujourd'hui devenues porteur de tout l'espoir des changements majeurs dans le domaine de l'humanitaire et des transformations structurelles des systèmes de santé des pays du Sud. Les ONG initient des relations directes entre les financiers et les bénéficiaires et vont jouer un rôle très important dans le renforcement des capacités locales des acteurs du secteur de la santé comme des populations bénéficiaires. En tant qu'organisation de la société civile des pays développés, elles sont plus sensibles aux idées de solidarité et d'assistance aux plus démunis.

4.1 Émergence des ONG du secteur de la santé

La naissance des ONG de manière générale se situerait à la fin de la Seconde Guerre mondiale dans la seconde moitié du 20e siècle. Le terme « ONG » apparaît officiellement pour la première fois dans l'article 71 du chapitre 10 de la Charte des Nations unies de 1945, dans une série de dispositions consacrées au Conseil économique et social (ECOSOC) et faisait allusion au rôle consultatif que pouvaient avoir des organisations ne faisant pas partie d'un gouvernement[47]. Elles sont nées quand les États ont institué des organisations internationales ou régionales spécialisées, pour fournir un cadre formel à leur coopération. La première organisation de ce type, initialement technique,

[47] Les ONG, acteurs incontournables de la Solidarité internationale ? Les ONG au travers de l'histoire du mouvement de la solidarité, leurs principes et leurs typologies. 20 novembre 2012 Institut Bioforce (BIOFORCE), 41 avenue du 8 mai 1945 69694 VENISSIEUX CEDEX, https://www.ritimo. org/Les-ONG-au-travers-de-l-histoire-du-mouvement-de-la-solidarite-leurs principes#:~:text=Le%20terme %20%C2%AB%20ONG%20%C2%BB%20appara%C3%AEt%20 officiellement,ne%20faisant%20pas%20partie%20d.

a été l'Union internationale des Télécommunications créée en 1865. L'union postale universelle est la seconde organisation internationale, créée quant à elle en 1874. Elles sont toutes les deux des agences des Nations unies. Les ONG sont devenues plus tard des créations de la société civile que certes les États et le secteur privé financent pour mettre en œuvre leurs engagements dans le cadre bilatéral, multilatéral ou simplement philanthropique en vue d'aider les pays ou les communautés les plus démunis.

L'implication des États et des organismes donateurs internationaux dans la gestion des problèmes de santé publiques dans les pays du Sud a pris une dimension particulière avec l'émergence des ONG du secteur de la santé. Au lendemain de la Seconde Guerre mondiale, la communauté internationale s'était fixée pour objectif « un monde sans violence, un monde dominé par la quiétude et la cohésion, ainsi qu'un environnement vital bénéfique à tous ». Cet objectif s'est vite épanoui par le développement des rapports tant interétatiques qu'institutionnels. La coopération entre les États a été très tôt perçue comme quelque chose de possible et de nécessaire car les États ont certes des intérêts mais aussi des valeurs en commun. Il faut alors coopérer et non lutter les uns contre les autres avec des considérations impérialistes[48].

Les premières ONG du secteur de la santé sont des organisations humanitaires. L'histoire nous enseigne que c'est Henry Dunant, un citoyen suisse qui, témoin de la

---

[48] Loua Simion.- *Rôle et Actions des ONG et Organisations humanitaires en matière de crise sanitaire ; cas de l'épidémie de la maladie à virus Ebola en Afrique de l'Ouest particulièrement en République Guinée ».- Mémoire de fin d'étude Master II : Études internationales : Spécialité Développement Europe Afrique : Centre Universitaire Francophone, Université de Szeged, Hongrie, 2020.*

bataille de Solférino en Italie le 24 juin 1859, improvisa des secours avec le concours des populations civiles locales. L'aide humaniste apportée aux soldats des deux camps sans discrimination est l'acte fondateur de la Croix-Rouge[49.] Ainsi du point de vue historique les premiers actes humanitaires sont apparus avec la création de la Croix-Rouge, héritière de la charité Chrétienne et de l'humanisme du siècle des lumières. La Croix-Rouge est considérée comme fondatrice de l'humanitaire dans l'optique que les armées se retiennent, que l'éclatement des violences ne se fasse pas de manière démesurée.

L'humanitaire voit ainsi le jour sur les champs de bataille avec pour mission au départ de soigner les blessés de guerre. Il prend forme en Europe et pour les Européens, avant d'être étendu aux évènements indépendants de la volonté de l'homme ; les catastrophes naturelles liées aux reliefs, aux dérèglements climatiques et aux épidémies. Cette mission va prendre une dimension internationale avec la structuration des Nations unies par la convention de Genève sur l'humanitaire. Celle-ci permet à tous les États de démontrer leur sollicitude et leur humanité en acceptant que « dès lors qu'un prisonnier est blessé il devient un être humain. Il n'appartient plus à cet État mais est restitué à l'Humanité. La distinction entre combattant et non combattant est la racine même de l'action humanitaire »[50]. C'est ainsi que, dans le sillage de la Croix-Rouge et de l'ONU, avec le même objectif naissaient aussitôt des associations humanitaires tous d'inspiration religieuse, essentiellement dans le monde anglo-saxon comme (Save

---

[49] Acte fondateur de la Croix-Rouge à solférino (24 juin 1859). https://www.croix-rouge.fr/La-Croix-Rouge/Un-mouvement-

[50] Rony Brauman, *Les Médias et l'Humanitaire*, CFPJ Aubenas, 1996, p. 17. Editeur : CFPJ (1 novembre 1998), Collection : Médias et Société, ISBN-10 : 2859001255, ISBN-13 : 978-2859001254.

The Children, en 1919). Mais les plus grosses ONG voient le jour au cours de la Seconde Guerre mondiale : International Rescue Committee (IRC), Catholic Relief Service (CRS) ; Cooperative for American Remittancies Everywhere (CARE) aux USA, et Oxford Committee for Famine Relief (OXFAM) en Grande-Bretagne. Cette dernière structure s'oppose dès sa création au gouvernement britannique en venant en aide aux Grecs victimes de la famine provoquée par le blocus imposé par les Anglais en 1942.

Encadré N° 7

Les responsables de l'action humanitaire se sont servis de la communication comme d'une arme pour réveiller les consciences et pour convaincre l'opinion publique et les États d'intervenir dans les situations d'extrême urgence (conflits armés, catastrophes naturelles, afflux de réfugiés). Ils ont ainsi pris le risque d'être pris dans le piège des médias, pour qui la misère devient un spectacle comme un autre. La force des images pousse davantage à l'émotion et à la compassion qu'à l'explication et à la compréhension, qui seules permettent l'action en profondeur.

[Brauman, Rony, **Les Médias et l'Humanitaire, 1996*) (51Ibid-*
p. 51)]**

Après la Seconde Guerre mondiale, les vainqueurs avaient créé l'Organisation des Nations unies en 1945, dans le but de maintenir la Paix dans le monde et de faire respecter le droit international humanitaire conformément à la convention de Genève. Les institutions spécialisées commençaient à naître, ainsi voyait le jour en 1947, l'UNICEF, l'agence onusienne qui a en charge la gestion des fonds alloués aux enfants et à la promotion de leurs droits. En 1951, la première véritable institution internationale humanitaire est née sous le nom de Haut-Commissariat des Nations unis pour les réfugiés (HCR). Elle prendra un essor considérable dans les années 1980 avec l'explosion du nombre de réfugiés dans le monde à la suite des guerres, surtout en Afrique. Le jeu des grandes puissances « la Guerre froide » empêchera ces institutions internationales d'assurer pleinement leur mandat. Il faudra attendre les années 1990 pour voir leur rôle réévalué. Par manque de fonds et de flexibilité, leurs missions sont le plus souvent sous-traitées à des associations humanitaires et ONG locales, plus particulièrement dans les camps de réfugiés[51].

La plupart de ces ONG avaient des méthodes de mobilisation des ressources basées sur des souscriptions volontaires de donateurs philanthropiques, bien souvent anonymes. Elles s'appuyaient beaucoup sur les médias de leurs pays d'origine pour toucher les cœurs sensibles en présentant des images des problèmes de santé qu'elles tentaient de résoudre dans les pays du Sud, africains bien souvent. On se souvient bien des images horribles et affligeantes d'enfants africains cachectiques, victimes des guerres qui sévissaient dans le continent, que l'on passait dans les télévisions du monde entier. Les ONG qui leur venaient en aide connurent alors un essor sans précédent dans les pays développés, américains d'abord et ensuite dans toute l'Europe.

Les ONG du secteur de la santé, comme le disait Bernard Hours, figuraient dans les années 1970s-80s parmi les organisations les plus connues et les plus visibles, avec une évolution rapide de leurs activités, de leurs objectifs, de leurs stratégies, de leurs financements et de leurs images. La part des ONG d'inspiration confessionnelle ou chrétienne était prépondérante dans le domaine de la santé. Cela résultait du poids et des acquis des activités missionnaires de l'époque coloniale où la médecine militaire et les missions dispensaient l'essentiel

---

[51] *Ibid*-45, p. 47.

des soins destinés aux autochtones[52]. Parmi d'autres ONG éuropéennes intervenant dans la santé, on peut citer des organisations anciennes comme l'Ordre de Malte ou la fondation Raoul Follereau contre la lèpre, ou encore plus récemment Santé Sud, sans parler de grandes organisations comme *Misereor* en Allemagne qui s'inscrivent dans un cadre national porteur de dynamiques liées à l'histoire des églises, aux cadres juridiques et aux traditions associatives et caritatives. Leurs activités néanmoins n'échappent pas à long terme à des évolutions idéologiques de fond qui s'exercent malgré d'incontestables spécificités relatives.

Cette évolution a été facilitée et favorisée par la période post-coloniale tardive qui a vu s'émousser en grande partie les élans euphoriques de liberté et d'autonomie qui avaient suivis la période des indépendances des années 1950-1960. Les populations des pays les plus démunis commençaient à douter de la capacité de leurs dirigeants à résoudre leurs problèmes prioritaires notamment de santé publique. Certains en sont allés jusqu'à leur lancer la célèbre boutade qui consistait à se demander « à quand la fin de l'indépendance » que ces communautés assimilaient à plus de souffrance.

4.2 Rôle des ONG dans la coopération internationale en santé

La communauté internationale, sous l'égide de l'OMS, avait adapté dans les années 1970, comme nous l'avons évoqué dans les chapitres plus haut, l'objectif social de la santé pour tous et la stratégie des soins de santé primaires pour y arriver. La mise en œuvre de cette stratégie, en tant

---

52 HOURS BERNARD. (2001). « Les ONG dans la santé : de l'altruisme à la cogestion », *Nouveaux Cahiers de l'IUED*, (11) : 97-109.

qu'innovation, exigeait des réformes en profondeur des systèmes de santé des pays du Sud. Son application repose sur cinq principes fondamentaux que sont l'équité (l'Idéal de justice), la prévention primaire, l'utilisation de technologie appropriée, la multisectorialité et la participation communautaire. C'est en cela qu'elle était révolutionnaire, surtout pour les pays qui sortaient de la colonisation il y'avait moins de dix ans et qui étaient toujours en quête d'identité propre. Au niveau de ses principes et de sa philosophie, cette nouvelle approche de santé publique supposait une véritable rupture avec l'approche centrée sur la médecine individuelle élitiste héritée de la colonisation. Cette manière de concevoir la santé, avec une plus large compréhension de ses déterminants, va la lier davantage au développement socio-économique.

Cette nouvelle vision de la santé a été celle évoquée dans le fameux rapport de Marc Lalonde (1974) qui résumait les déterminants de la santé en quatre domaines principaux que sont : la biologie humaine, l'environnement, les habitudes de vie et l'organisation des soins de santé. Ce rapport est considéré comme le « premier document gouvernemental moderne, dans le monde occidental, à reconnaître que notre focalisation sur l'approche biomédicale des soins de santé était erronée et que nous devions regarder au-delà du système traditionnel de soins de santé (soins curatifs) si nous voulions améliorer la santé du publique »[53]. Cette vision de la santé publique a été ensuite fortement magnifiée et renchérie par la déclaration d'Alma-Ata (1978) sur les Soins de Santé primaires et plus tard par la Charte d'Ottawa (1986) sur la Promotion de la Santé. Ces trois évènements constituaient véritablement

---

[53] "Beyond Health Care: From Public Health Policy to Health Public Policy." *Canadian Journal of Public Health* 76, Supplement One (May/June 1985).

les trois révolutions fondamentales des années 1970-1980 qui vont changer le cours de l'histoire de la santé publique dans les pays du Sud, africains en particulier. Elles vont offrir ainsi aux ONG internationales, animées dans la majorité des cas par des non-médecins, la possibilité de justifier leur rôle d'assistant technique. En effet, leurs interventions vont davantage porter sur les déterminants de la santé et très peu ou pas du tout sur le diagnostic et le traitement des maladies.

Le tiraillement pour le partage des ressources domestiques rares des ministères de la Santé entre les deux approches : médecine clinique individuelle et médecine de masse, étaient exacerbé. Les défenseurs de chacune de ces deux types d'approches, qui devraient se compléter, s'appliquaient à sa manière le principe de 80/20 de la loi de Pareto. Les tenants de la médecine de masse accusaient les hôpitaux de consommer 80 % du budget pour 20 % des résultats de santé publique. Ils remettaient ainsi constamment en cause le financement des hôpitaux. L'idée d'inverser cette tendance pour allouer 20 % du budget aux hôpitaux et 80 % aux centres, postes et cases de santé était brandie çà et là mais ne pouvait point se concrétiser. Ces budgets locaux de la santé, nonobstant les proportions considérées, étaient dans leur globalité trop insuffisants par rapport aux besoins identifiés. Cela permet de comprendre pourquoi le financement de la mise en œuvre des soins de santé primaires venaient presqu'exclusivement de l'extérieur. Les projets que les ONG internationales mettaient en œuvre dépendaient entièrement de ces financements extérieurs. Ils étaient entièrement destinés aux activités de santé publique et de soins de santé primaires en particulier.

Les nouveaux acteurs de la santé publique, venus par l'intermédiaire des ONG, sont des sociologues, des anthropologues, des statisticiens-démographes, des planificateurs, des gestionnaires, des économistes, des juristes et autres. Ils parlaient un nouveau langage que les médecins, formés principalement voire exclusivement pour diagnostiquer et traiter les maladies, ne comprenaient pas du tout. Ce langage nouveau s'appuyait, en dehors des aspects purement techniques, sur des concepts managériaux en rapport avec la décentralisation, la planification, la démocratisation, l'implication des populations, la multisectorialité, la pluridisciplinarité, l'appropriation par les communautés et autres. On y parlait ainsi de tout sauf de la médecine. Le consensus acquis de tous assumait que ce qui manquait particulièrement aux systèmes de la santé des pays pauvres était la bonne gestion (management). Les médecins d'alors étaient perdus et étaient complètement marginalisés dans certaines discussions sur les projets de santé. Les tenants du nouveau discours, acteurs des ONG internationales, détenaient également les moyens financiers. Ces nouveaux ténors des systèmes de santé, avec un prosélytisme inédit, allaient jusqu'à parler de démédicaliser le secteur de la santé. Le désir d'impliquer davantage les communautés dans le processus gestionnaire des systèmes de santé, supportés par ces ONG, avait amené les responsables à donner assez de crédit aux tradipraticiens et à la pharmacopée traditionnelle.

Le repositionnement de la médecine traditionnelle africaine dans les systèmes de santé hérité de la colonisation était ainsi fortement soutenu par l'OMS. Cette médecine était bien tolérée par l'intelligentsia médicale d'alors. Son adoption contribuait d'une certaine manière à renforcer leur quête d'identité. Elle leur permettait de s'accrocher à quelque chose qui serait propre à leur culture et traditions. Le caractère universel de la médecine moderne pouvait être ignoré à dessein, dans la conscience collective de ces anciens colonisés, par le simple fait qu'elle était une composante essentielle du fait colonial. Cela devenait surtout vrai lorsqu'ils se remémorent la brutalité avec laquelle les vaccinations de masse obligatoire étaient conduites par les équipes mobiles des grandes endémies d'alors. À cela il faut ajouter l'incapacité des systèmes de santé hérités de la colonisation, pour de multiples raisons, de satisfaire les besoins des populations en matière de soins de santé. Cela est matérialisé par des taux inacceptables de morbidité et de mortalité surtout chez les groupes les plus vulnérables que sont les femmes et les enfants.

La nouvelle approche de santé publique par les SSP suscitait alors, malgré tout ce l'on pouvait en dire, beaucoup d'espoir. La grande nouveauté était surtout l'implication des membres des communautés à la base dans la gestion de leur propre santé. On retrouvait de manière répétitive dans presque tous les discours la fameuse boutade de Mahatma Ghandi qui disait que « tout ce que vous faites pour moi, sans moi, vous le faites contre moi »[54]. Ce slogan visait simplement à magnifier la nécessité d'impliquer les populations dans la résolution de leurs problèmes de santé. La participation communautaire, comme un leitmotiv, était diffusée partout, notamment par les ONG. La plupart des acteurs des ONG internationales sont arrivés dans les pays du Sud avec un esprit d'altruistes. Leur posture était en totale rupture avec la condescendance et l'esprit de dominant de certains coopérants voire de certains cadres locaux, très acculturés à l'occidentale, qui rappelaient toujours le fait colonial.

La médecine conduisant à tout, les médecins de ces pays en développement s'étaient vite adaptés au nouveau langage. Ils se sont formés à travers d'innombrables séminaires et dans les écoles de santé publique à l'étranger

---

[54] Le Mouvement Frères des Hommes : Les acteurs témoignent. *Ouvrage coordonné par Ginette Stivet, Michel Peyrat, Bruno Hongre, Ed. Parangon/Vs, 2011.*

ou dans celles nouvellement créées dans leurs pays. Ils ont voulu vaille que vaille maintenir leur position de leaders dans la santé. Le pouvoir autoritaire conféré par leur position de chef de service était insuffisant pour cela. Il leur fallait en plus acquérir de solides connaissances en SSP et en santé publique pour le consolider et le maintenir. Ils devront dans tous les cas partager dorénavant les nouvelles fonctions de leader avec d'autres non-médecins mais spécialisés en santé publique comme eux.

Par ailleurs, on parlait partout de transfert des compétences aux populations pour leur auto-prise en charge, dans un esprit d'autodétermination et d'auto-responsabilisé. Selon la formule célèbre du président sénégalais d'alors il fallait « moins d'État pour mieux d'État ». La résistance des technocratiques des systèmes de santé pour ce transfert va céder devant la persistance et la persévérance des commanditaires de cette nouvelle vision. La prévention prenait finalement le dessus sur les soins curatifs, tout au moins dans les discours et dans les définitions des politiques et stratégies de santé. Malgré tout, les soins curatifs demeuraient la demande prioritaire la plus pressante des populations. Celui qui est malade rien d'autre ne l'intéresse que recouvrer sa santé perdue. Or, celui qui a la santé et pauvre de surcroît se préoccupe moins de la santé qu'il a déjà. Les soins curatifs représentaient aussi l'offre la plus maîtrisée par les prestataires (médecins, infirmiers et sages-femmes) et la plus valorisante aux yeux des populations. C'est aussi ce que les coopérants des anciennes métropoles, françaises notamment, supportaient le plus. C'est peut-être une partie de ce qui pourrait expliquer l'absence des premières générations d'ONG francophones en Afrique sur ce terrain des soins de santé primaires et de la santé communautaire. Il était dominé par les ONG nord-américaines. Celles venant d'Europe, françaises en particulier, excellaient dans l'humanitaire, qui appliquait davantage une médecine curative et de réhabilitation dans des contextes de crise.

Les coopérants français, à l'exception de quelques-uns, étaient en grande majorité opposés à la philosophie des soins de santé primaires, qui de leur point de vue, étaient trop tiers-mondiste. C'est ce qui fait dire à Bernard Hours que « si la parodie de « la santé publique des Blancs » n'améliore pas durablement la santé des populations, le « mimétisme culturaliste communautaire authentique » semble destiné à demeurer une séduisante fiction, où les autochtones sont invités à jouer les rôles écrits pour eux »[55]. Il n'était pas rare d'entendre des professionnels de la santé adeptes de la médecine clinique et farouches opposants de cette vision de la santé publique, trop idéaliste selon eux, dire qu'elle est conçue uniquement pour les populations du tiers-monde. Ceux-là soutenaient qu'elle contenait trop de primaire (au sens primitif) et pas du tout de santé. Cette opposition interne et externe des adeptes du réalisme en la matière ne pouvait pas arrêter ce mouvement qui était très bien soutenu par l'OMS, le bureau Afrique en particulier. En effet, même si les gouvernements des pays du Sud n'avaient pas les moyens de la soutenir, la communauté des bailleurs de fonds occidentaux, anglo-saxons en particulier, semblaient y croire. Ils mettaient beaucoup de ressources à la disposition des ONG du Nord pour assister les pays du Sud dans la mise en œuvre des programmes et projets y afférents.

Les programmes de mise en œuvre des SSP à assise communautaire commencèrent ainsi dans les années 1970 à émerger dans tous les pays en développement, africains

---

[55] Bernard Hours, « les ong dans la santé : de l'altruisme à la cogestion », *Nouveaux Cahiers de l'IUED*, 2001, (11) : 97-109. https://books. openedition.org/iheid/2529.

en particulier. Ce sont principalement des programmes de vaccination, de suivi-promotion de la croissance pour la nutrition, de planning familial pour espacer les naissances, de santé maternelle et infantile pour le suivi systématisé selon des normes et standards des grossesses et de l'assistance à l'accouchement par un personnel formé. Ils comprenaient aussi la lutte contre les endémies locales comme le paludisme et autres éléments des huit composantes du paquet des SSP. L'hygiène individuelle (lavage des mains) et collectif ainsi que l'assainissement en font partie et sont considérés comme des interventions de santé publique.

Les États contribuaient par les infrastructures et les salaires du personnel étatique que les bailleurs de fonds ne voulaient point prendre en charge. Les décideurs au niveau des ministères de la Santé étaient tous d'accord avec la nouvelle orientation idéologique et ses principes fondamentaux mais ne comptaient que sur l'aide internationale pour son financement. Leur engagement se traduisait par la restructuration des services centraux avec la création de direction ou division de soins de santé primaires ou de santé communautaire dans l'arsenal des organes centraux de gouvernance des systèmes de santé. L'initiative de Bamako (IB) a été adoptée en 1987 sous l'égide du bureau régional Afrique de l'OMS pour trouver un nouveau mécanisme de mobilisation de ressources endogènes. Elle devait permettre de booster la mise en œuvre de la stratégie des soins de santé primaires. Cette nouvelle IB a été fortement appuyée par l'UNICEF et l'OMS et devait permettre de pallier le manque de financement, identifié comme le principal goulot d'étranglement qui empêchait l'atteinte des résultats escomptés des SSP et surtout leur pérennité.

L'initiative de Bamako sera, elle aussi combattue par les tenants de l'approche biomédicale. Elle le sera également cette fois par les économistes de la santé des pays occidentaux ; ceux de la Banque mondiale en particulier. Ils lui reprochaient, par son mode de copayement direct des soins par les usagers, d'empêcher l'accès aux services de santé des plus pauvres. Ils niaient toute efficacité au processus de participation des usagers qui, entre autres avantages, avaient permis tout de même une plus grande disponibilité des médicaments essentiels au niveau communautaire. Les fonds de solidarité que les comités de santé avaient mis en place pour garantir l'accès aux plus pauvres, de leur point de vue, n'auraient pas permis en réalité, à ces derniers d'accéder à des soins de santé de qualité. L'insuffisance des budgets de la santé des États a fait que cette approche subsiste encore dans presque tous les pays qui l'avaient introduite. Elle n'est plus cependant soutenue comme à ses débuts. Elle reste mal organisée et complètement délaissée par les responsables au profit des modèles de prépaiement (assurances, mutuelles et autres). Elle est néanmoins toujours en application à côté des mutuelles communautaires, les plus courantes des modèles de prépaiement, recommandés et soutenus par les bailleurs de fonds.

Les systèmes de santé des pays en voie de développement, africains en particulier, n'avaient pas en leur sein toutes les compétences nécessaires à l'application de ces nouvelles orientations pour mettre en œuvre les soins de santé primaires et puis l'initiative de Bamako. Une telle situation rendait indispensable la présence des ONG internationales. Les mesures d'équité, de prévention primaire et de participation responsable des populations étaient difficiles à promouvoir dans un contexte de pauvreté. En plus, les groupes sociaux concernés sont fortement hiérarchisés autour de valeurs culturelles qui ne prônaient pas nécessairement l'égalité des chances pour un accès équitable aux biens et aux services publiques. Il fallait alors tenter, chemin faisant, de corriger ces facteurs culturels défavorables à la promotion de la santé pour tous. Les services de santé dans le cadre des soins de santé primaires, au nom du principe d'équité et de l'idéal de justice sociale, ciblaient ainsi comme premier bénéficiaires, les populations les plus démunies des zones rurales et des banlieues pauvres des grandes villes.

Encadré N° 8

Dans le cadre de la lutte contre les grands fléaux qui menacent les populations, et celle contre la pauvreté et la promotion de la bonne gouvernance, les ONG et autres associations qui ont proliféré dans la plupart des pays d'Afrique sub-saharienne ont été les principales bénéficiaires de fonds des partenaires techniques et financiers. Les services fournis par le secteur public se sont détériorés et sont devenus presque inexistants dans certains pays mais les ONG ont largement comblé les fossés en matière de services de base, de santé, de promotion et de protection sociale.

Le développement rapide des ONG du secteur social y compris la santé a été en partie accéléré par la reconnaissance de l'ampleur du VIH/SIDA, la pauvreté croissante, les ajustements structurels et l'incapacité des gouvernements à fournir certains services essentiels. Beaucoup de donateurs ont été également réticents à financer le secteur public *`corrompu'*. Comme conséquence, les ONG ont continué à être perçues comme d'importants acteurs privés pouvant être des prestataires plus efficaces de services à l'endroit des populations.

Dans les États les plus pauvres, les ONG occidentales et leurs partenaires locaux ont même concouru à vider la fonction publique de ses meilleurs éléments en les attirant avec de meilleurs salaires.

[Cyrille Yankine, analyse des interventions des ONG et associations œuvrant dans le secteur de l'Action sociale et leur coordination dans la région du Plateau central au Burkina Faso, Mémoire Online, Ressources humaines, Master 2 innovation développement et société 2011, Institut international d'ingénierie de l'eau et de l'environnement] https://www.memoireonline. com/12/12/6556/m_Analyse-des-interventions-des-ONG-et-associations-uvrant-dans-le-secteur-de-l-Action-Sociale-et-le3.html.

Les ONG internationales, inspirées à leur naissance par les ouvres caritatives des missionnaires, trouvaient dans un tel contexte les opportunités pour leur développement propre. Au sein des ministères de la Santé, malgré les débats intellectuels souvent tendus entre les tenants de cette approche de santé publique et celle de la médecine clinique, l'orientation vers les programmes de soins de santé primaires apparaissaient comme un nouvel espoir. Elle était fortement soutenue par les organisations onusiennes spécialisées de la santé notamment l'OMS et l'UNICEF, et était considérée comme le maître moyen pour instaurer la santé pour tous et partout à l'an 2000. Elle figurait comme fondement de la stratégie de santé publique dans toutes les politiques de santé nouvellement élaborées avec l'appui des bailleurs de fonds mais surtout des ONG. La plupart de ces bailleurs de fonds avaient déjà commencé dans les années 1980-90, à s'appuyer sur les ONG internationales pour mettre en œuvre leur aide au secteur de la santé des pays en voie de développement.

Les interventions des ONG internationales étaient finalement hautement saluées et profondément appréciées à cause surtout de leur focalisation sur les problèmes de santé des populations marginalisées sans accès aux services de santé de base. Leur nombre augmentait et augmente encore de jour en jour. Elles ont progressivement dominé le champ de l'aide humanitaire et du développement des systèmes de santé dans les pays en développement, africains en particulier. Elles sont devenues les interlocuteurs privilégiés des bailleurs de fonds et sont présentes dans toutes les rencontres internationales sur la santé. Elles y figurent parmi les plus grands animateurs bien souvent à côté ou même au nom voire en lieu et place des pays qu'elles sont censées simplement aider. Certaines parmi elles s'écartent avec l'évolution et les changements dans l'environnement de leur nature caritative bénévole, motivée uniquement par des préoccupations d'aide humanitaire. Elles sont devenues, avec le temps, petit à petit de solides entreprises privées d'affaires évoluant pour leur propre compte. Elles élaborent leur business plan, leurs stratégies à moyen et long termes, font de la prospective. Ainsi, toute crise sanitaire qui s'abat sur les pays en développement, pour laquelle la communauté internationale va apporter son soutien financier, représente une grande opportunité pour ces ONG. Elles savent d'avance que c'est par leur intermédiaire que cette assistance va être mise en œuvre en raison des systèmes de santé de ces pays qui sont encore très fragiles. Il n'y a pas encore d'ONG locales crédibles, particulièrement dans les pays francophones, aux yeux de ces bailleurs de fonds occidentaux, pour recevoir directement ces financements extérieurs.

Les calamités à la suite de guerres, de catastrophes naturelles ou d'épidémies, représentent dans les faits un énorme marché d'affaires pour les ONG internationales. Elles font du pré-positionnement dès qu'une catastrophe est annoncée en direction des pays en voie de développement. Ce fut le cas du VIH & SIDA, de l'Ébola. Elles étaient arrivées par des dizaines voire des centaines en Afrique, le continent le plus touché par ces deux fléaux meurtriers. S'agissant du COVID-19, elles n'ont pas couru vers la Chine, où dès le début, le gouvernement avait annoncé dans les médias qu'il n'avait besoin de l'aide de personne. Ensuite, ce furent les pays les plus industrialisés qui étaient les plus touchés. Ceux-là non plus n'avaient pas fait appel aux ONG internationales. Ces dernières affûtaient leurs stratégies en attendant l'arrivée de la catastrophe dans les pays du Sud, africains surtout. Elles étaient prêtes à leur apporter comme toujours leur assistance technique à condition que la communauté internationale veuille bien financer leurs interventions. Ces organisations, y compris l'OMS elle-même, prédisaient chaque jour la pire des catastrophes que celle que l'Occident vivait au moment où il n'y avait que très peu de cas dans ces pays. Elles avaient commencé à se prépositionner pour l'Afrique en affûtant leurs stratégies dans leurs états-majors localisés au niveau de leurs pays d'origine. Certaines ONG, convaincues de la nécessité réelle de continuer à aider ces pays du Sud, font preuve de créativité et de sens de l'innovation en élaborant des propositions non sollicitées qu'elles soumettent aux bailleurs de fonds pour mener des activités dans les pays les plus pauvres. Elles n'ont pas d'activités propres autres que celles d'apporter une assistance technique aux pays en voie de développement. Elles risquent de fermer complètement et de disparaître sans financement des bailleurs de fonds pour mener ces activités-là.

Les ONG internationales ont également tenté, la plupart tout au moins, de se spécialiser dans des domaines techniques spécifiques à leur création. Elles entrent ainsi dans le grand groupe de ceux qu'on a appelé les « Initiatives Globales de Santé » (IGS). Elles ont cherché, ce faisant, à trouver des niches pour elles en s'attaquant à des domaines désertés, ignorés ou négligés par les services étatiques et les autres ONG. Certaines ont choisi que de ne s'occuper à prodiguer des soins curatifs aux enfants de la rue, pour qui les États en général ne prévoient rien de spécifique pour leur prise en charge sanitaire. Il en est de même de certaines pratiques traditionnelles nuisibles à la santé comme les mutilations sexuelles que les services gouvernementaux ont du mal à prendre en charge correctement. Ils hésitent bien souvent à affronter les résistances des populations qui s'y attachent farouchement malgré leurs méfaits sur le plan sanitaire éprouvés. Ces ONG internationales deviennent ainsi de plus en plus incontournables dans le combat pour l'instauration de la santé pour tous dans les pays en voie de développement.

Elles bénéficient d'une reconnaissance et d'une notoriété mondiales en jouant un rôle important dans les orientations des politiques et stratégies mondiales en matière de santé. Les prix Nobel de la Paix décernée à des ONG en sont une belle illustration[56]. Certaines parmi elles ont créé des antennes locales pour inscrire dans la durée leur présence dans les pays où elles interviennent. Elles interviennent presque toutes comme les organes de mise en œuvre de l'aide sanitaire aux pays du Sud provenant de leur pays d'origine. Elles recrutent toutes du personnel local, comme agents d'exécution, souvent les meilleurs des services publics et privés. Basile Keugoung, dans sa thèse de doctorat en santé publique, nous le confirmait en révélant à ce propos « qu'en plus des financements, les Initiatives Générales de Santé (IGS), recrutent les meilleurs experts nationaux, ce qui aboutit à une importante fuite interne et externe des cerveaux. Les systèmes de santé sont donc peu performants et il n'y a pas d'accès universel aux soins et services de santé »[57].

L'analyse de l'intervention des ONG du secteur de la santé selon la période de leur développement, des années de l'indépendance de la majeure partie des pays africains (1960) à nos jours, est extrêmement difficile. Il s'agit d'un

---

[56] Pauline Choné.- *Rôle des ONG face à un problème de santé publique, L'exemple de l'ONG médicale française la Chaîne de l'Espoir avec les cardiopathies rhumatismales au Sénégal*.- Thèse professionnelle pour le mastère PAPDD : année universitaire 2015-2016 : formation à l'action publique à l'ENPC, Paris France.

[57] Basile Keugoung, *Interface entre programmes verticaux et services de santé généraux Comment optimiser cette relation dans les systèmes de santé d'Afrique subsaharienne ? Thèse soumise en vue de l'obtention du grade de Docteur en Sciences de la santé publique,* Thèse soumise en vue de l'obtention du grade de Docteur en Sciences de la santé publique, Novembre 2014 : Institut de recherche santé et société (IRSS) : Université Catholique de Louvain, Belgique.

mouvement progressif, qui serait né bien avant cette période, et qui s'adapte au fur et à mesure aux besoins des pays mais surtout aux opportunités de financement de leurs interventions. Les ONG ont, ce faisant, très rapidement augmenté en nombre, en domaines d'interventions et en représentativité. Il faut essentiellement en distinguer deux grands groupes ; les ONG humanitaires intervenant dans les urgences en cas de crises au cours des guerres, des catastrophes naturelles et des épidémies et celles qui s'occupent de développement et qui apportent leur assistance technique dans les divers domaines de la santé publique pour une plus longue durée. Cette distinction avec le temps n'est plus valable. La grande majorité fait maintenant tout sous la pression de la nécessité et aussi pour survivre elle-même plus longtemps. La tendance qui se généralise est de s'adapter aux opportunités de financement et aux besoins prioritaires des pays. Ce fut le cas à l'émergence du VIH et SIDA qui a mobilisé des sommes énormes et dont la lutte mettait un accent particulier sur la prévention par surtout la modification des comportements. Basile Keugoung, toujours dans sa thèse de doctorat, signalait « qu'entre 2002 et 2006, 47 % de l'aide internationale en santé étaient dédiés au VIH/SIDA, au paludisme et à d'autres maladies infectieuses telles que la tuberculose »[58]. Compte tenu de la généralisation de la maladie VIH & SIDA et sa longue durée, toutes les ONG et associations de toute nature se sont impliquées dans la lutte contre ce fléau où elles ont joué et jouent encore un rôle fondamental. Globalement, les ONG du Nord se sont avérées très utiles dans la réorientation et le renforcement des systèmes de santé des pays du Sud, africain au sud du Sahara en particulier. Elles ont offert des options alternatives

---

[58] *Ibid*-56, p. 55.

plus réalistes, orientées vers la prévention et la promotion de la santé, apparemment mieux adaptées au contexte de sous-développement que celle de médecine élitiste hospitalo-centrées héritée de la colonisation. Elles ont surtout joué un rôle historique dans l'implication des communautés à la base dans la lutte contre les épidémies et les grandes endémies locales comme le VIH & SIDA, le paludisme, la tuberculose et autres maladies tropicales négligées. Ces communautés, grâce à l'accompagnement et le soutien des ONG internationales ont mené des actions déterminantes dans les efforts de lutte contre des épidémies comme celles dues au Cholera, au VIH & SIDA, au virus Ébola et au moment où nous écrivons ce chapitre, le covid-19. Des résultats encourageants ont été enregistrés dans la lutte contre ces fléaux, où la prévention primaire semble être l'arme nucléaire, malgré l'énorme difficulté de la mettre en œuvre. Leur réussite, certes mitigée, dans le contexte de pauvreté, d'alphabétisme et où prévalent encore des us et coutumes nuisibles à la santé, illustrent à suffisance leur importance toute particulière.

Les ONG nord-américaines du secteur de la santé présentent une grande particularité par rapport à celles des pays européens et autres pays industrialisés. Leur principal financier est l'État américain même si certaines parmi elles reçoivent des fonds du secteur privé, des fondations, des mécènes et autres organisations multilatérales. Elles accèdent au financement du gouvernement américain selon des procédures bien institutionnalisées mises en place et appliquées par L'Agence des États-Unis pour le développement international (USAID), créée en 1961 à cet effet. L'USAID est une agence indépendante du gouvernement fédéral américain qui est principalement responsable de l'administration de l'aide étrangère civile et de l'aide au développement américain. Avec un budget de plus de 27 milliards de dollars, l'USAID est la première agence de développement international au monde et représente plus de la moitié de l'aide étrangère américaine - la plus élevée au monde en valeur absolue. Le volet d'aide à l'amélioration de la santé et du bien-être des populations représente la plus grande part de cette aide. L'USAID gère cette aide avec un double objectif de promouvoir les intérêts de l'Amérique tout en améliorant la vie dans le monde en développement pour lui garantir son autonomie et sa résilience[59]. Elle finance ainsi des actions humanitaires pour sauver des vies, réduire la pauvreté, renforcer la gouvernance démocratique et aider les individus et les peuples à progresser au-delà de l'assistance.

À l'image des autres pays industrialisés, l'USAID apporte son aide dans le domaine de la santé par une assistance technique et financière principalement à travers les ONG du secteur de la santé. Ces dernières sont soumises à une compétition pour accéder à ce financement à travers un système d'appel à la concurrence très bien structuré avec des principes et des règles d'attribution propres au gouvernement américain. Les engagements des fonds du gouvernement américain envers les ONG et les entreprises qui mettent en œuvre les programmes d'assistance de l'USAID ne peuvent être pris qu'en conformité avec des contrats et des accords de subvention soigneusement conçus exécutés par des agents contractuels et des accords garantis. L'USAID fournit aux compétiteurs les critères qu'il utilisera pour prendrc une décision d'attribution dans chaque appel d'offres. Une fois attribués,

---

[59] Tapsirou Bocar Ba, *Maladies privilégiées contre maladies négligées : quand certains malades sont plus chanceux que d'autres au Sénégal*, 2019, Pub. En ligne, Dakaractu, Vendredi 4 Janvier 2019, Dakar Senegal https://www.dakaractu.com/Maladies-privilegiees-contre-maladies-negligees-quand-certains-malades-sont-plus-chanceux-que-d-autres-au-Senegal_a162804.html.

l'USAID assure le suivi et l'évaluation des interventions des ONG qui agissent au nom, en lieu et place du gouvernement américain. Elles doivent aussi à tout moment se conformer à la politique, aux procédures et réglementations du gouvernement américain en matière de coopération internationale. Elles sont les plus nombreuses parce que responsables de la mise en œuvre de la presque totalité de l'aide en matière de santé du gouvernement américain. Elles figurent à ce titre parmi ce que l'USAID appelle à juste titre les « implementing partners », (les partenaires chargés de la mise en œuvre) [49]. Certaines de ces institutions interviennent dans les urgences humanitaires, mais la grande majorité des ONG américaines sont dans le développement. Ce sont de véritables entreprises de la santé bien structurées dont les effectifs pour certaines peuvent atteindre des milliers d'agents. À titre d'exemple, au cours de l'exercice 2015, 773 organisations américaines ont reçu 6,65 milliards de dollars de financement du gouvernement américain pour la santé mondiale pour mener des activités dans 90 pays en voie de développement. Parmi elles, 359 (46 %) sont des ONG, suivies d'organisations du secteur privé (41 %). Les organisations multilatérales/internationales ne représentaient que 2 % de ces organisations. Les ONG seules avaient reçu les 2,760 milliards de dollars US (42 %) de ce financement. Ces financements vont dans les 9 principaux domaines du portefeuille mondial de la santé des États-Unis que sont : le VIH et SIDA ; la tuberculose (TB) ; le paludisme ; la santé maternelle et infantile ; la nutrition ; la planification familiale/santé reproductive (PF/SR) ; d'autres menaces pour la santé publique, y compris les maladies tropicales négligées (MTN) ; la grippe pandémique et les autres maladies émergentes ainsi que l'approvisionnement en eau et l'assainissement[60].

La mise en œuvre de l'aide internationale en matière de santé par les ONG internationales a joué et joue encore, de manière indéniable, un très grand rôle dans l'amélioration de la santé dans les pays en voie de développement, ceux situés au sud du Sahara en particulier. C'est le mécanisme le plus utilisé ces dernières années pour mettre en œuvre l'aide au développement en matière de santé. Ces ONG internationales ont suscité et soutenu la création des milliers d'ONG locales et divers autres types d'organisations à base communautaire dans les pays en voie de développement pour relayer leurs activités sur le terrain. L'objectif déclaré était de les former et de bien les encadrer pour qu'à termes ces ONG locales puissent avoir les compétences requises pour remplacer celles venant des pays du Nord. Ces ONG locales pourront ainsi pouvoir recevoir directement les financements des donateurs internationaux y compris ceux de la coopération bi et multilatérale ainsi que ceux des fondations du secteur privé et des mécènes des pays développés comme ceux de leurs propres pays. Elles ont ainsi grandement contribué à combler les insuffisances et les limites des systèmes et services de santé étatiques dans la plupart des pays en voie de développement. Elles ont la particularité, dans la majorité des cas, d'utiliser des experts de haut niveau, bien encadrés, bien formés et bien motivés et qui sont soumis à des processus de gestion des ressources humaines susceptibles de tirer le mieux de chacun d'eux. Comme toute organisation privée de prestation de services, dans un

---

[60] *Principaux responsables de la mise en œuvre des efforts des États-Unis en matière de santé mondiale*, Publié : Sep 06, 2016 https://www.kff.org/report-section/key-implementers-of-u-s-global-health-efforts-issue-brief/

environnement concurrentiel, elles se battent pour avoir les meilleures performances possibles et ainsi accroître leur crédibilité et leur fonds de commerce en vue de gagner plus de marchés. Leurs interventions en Afrique au sud du Sahara ces dernières décennies au nom de la solidarité mondiale en matière de santé dans les zones les plus isolées, difficiles d'accès, sans aucune couverture sanitaire ont accru de manière significative leur crédibilité aux yeux des gouvernants et des donateurs. La plus large part de la coopération bilatérale, multilatérale, du secteur privé ou des fondations passe de nos jours par ces ONG internationales. Elles apparaissent comme des mécanismes souples, plus transparents et plus crédibles que l'administration publique. Cyrille Yankine disait à ce sujet « qu'aux yeux des bailleurs de fonds de l'aide internationale, les ONG de développement sont en effet parues plus fiables et plus efficaces que les administrations des gouvernements qu'ils soupçonnent d'être corrompues »[61]. Elles mènent en plus des interventions qui, à leurs yeux, ont un meilleur rapport coût-efficacité. Elles sont aussi capables d'intervenir dans des domaines techniques où les services étatiques hésitent pour plusieurs raisons liées principalement au contexte socio-culturel particulier de ces pays. Les populations y sont profondément ancrées à leurs coutumes et traditions qui s'opposent à certaines interventions de la médecine moderne qu'elles lient à une perpétuation de la colonisation. C'est le cas notamment de

---

[61] Cyrille Yankine.- *Analyse des interventions des ONG et associations œuvrant dans le secteur de l'Action sociale et leur coordination dans la région du Plateau central au Burkina Faso*.- Mémoire Online : Ressources humaines.- Master 2 innovation développement et société 2011 : Institut international d'ingénierie de l'eau et de l'environnement, https://www.memoireonline.com/12/12/6556/mAnalyse-des-interventions-des-ONG-et-associations-uvrant-dans-le-secteur-de-l-Action-Sociale-et-le3.html.

la promotion des avortements médicalisés, de la lutte contre certaines pratiques traditionnelles nuisibles à la santé comme l'excision des filles ou même l'utilisation de contraceptifs modernes. Les pays en voie de développement, africains en particulier, doivent leurs résultats dans ces domaines au savoir et savoir-faire ainsi qu'à la détermination des ONG internationales. Elles ont également beaucoup contribué au renforcement des capacités individuelles et institutionnelles des services publics et privés de santé ainsi qu'à la promotion de l'utilisation des nouvelles technologies dans le secteur de la santé des pays en développement. Ce ne serait pas faux de dire que le niveau de développement qu'a connu de nos jours les systèmes de santé publique des pays en voie de développement, principalement dans le développement et l'application des politiques et stratégies de prévention, est principalement dû à l'action des ONG internationales, anglo-saxonnes en particulier. Ces dernières sont les plus nombreuses, plus ouvertes pour supporter les politiques et stratégies de santé publique centrées sur l'application des soins de santé primaires et de la santé communautaire. Elles mobilisent aussi beaucoup plus de moyens que tous les autres.

4.3 Insuffisances et limites de l'assistance technique par les ONG

La mise en œuvre de l'aide internationale en santé par l'intermédiaire des ONG internationales est certes bien appréciée dans sa globalité. Elle a cependant fait l'objet de vives critiques. De nombreuses voix se sont levées pour leur porter des griefs. Les critiques les plus courantes ont trait à la légitimité des ONG internationales et à leur manque réel d'impact malgré leurs agissements visibles un peu partout. Ceci rejoint, la problématique de l'efficacité de l'aide internationale qui a été et demeure une préoccupation mondiale. Faute de vision globale, certaines ONG apportent une aide inadaptée, inappropriée qui au contraire fragilise le système de santé du pays. Cyrille Yankine souligne à ce sujet : « chargées de mettre en œuvre les programmes de l'aide internationale, les ONG ont permis de combler les défaillances d'États qui n'avaient ni l'envie ni les moyens techniques d'assumer leurs responsabilités sociales. Ce faisant, elles ont entériné l'affaiblissement de pouvoirs publics qui, à mesure que le secteur non lucratif s'étendait, ont souvent renoncé à leur rôle de coordination en matière de développement. Dans les États les plus pauvres, les ONG occidentales et leurs partenaires locaux ont même concouru à vider la fonction publique de ses meilleurs éléments en les attirant avec de meilleurs salaires. Des interrogations ont vu le jour concernant la représentativité et l'efficacité des ONG locales comme de leurs équivalents internationaux. Le doute a gagné la société civile. »[62] Ces ONG fournissent néanmoins, aux acteurs locaux des moyens et un environnement de travail que les services publics ne pouvaient pas leur assurer. De fait, leurs interventions étaient bien intégrées dans une démarche de santé publique au niveau international et elles prenaient part aux discussions au niveau national. Ceux qui sont recrutés dans les projets ont des salaires beaucoup plus consistants que leurs collègues restés dans le secteur public et les services privés locaux. Ces projets fournissent aussi des avantages en rapport avec les formations qu'ils offrent à travers de multiples séminaires, des bourses d'étude, des équipements techniques et mobilier, du matériel roulant, très convoités notamment les fameux véhicules 4x4 ou les

---

[62] *Ibid*-60, p. 64.

motos tout terrain. Malgré tout cela leur impact sur l'amélioration de la santé n'est pas explicité eu égard aux moyens importants mis à leur disposition. Une méfiance croissante à leurs égards commence à s'installer à l'intérieur des pays comme à l'extérieur. L'enthousiasme de ceux qui les financent, de leurs collaborateurs locaux et des services étatiques ont commencé à un moment à s'émousser.

Les bailleurs de fonds, en entente avec les services étatiques, sont devenus plus exigeants sur les résultats que les ONG devraient leur fournir. Au-delà des résultats sur le processus de ce qu'ils font, ils leur demandent maintenant de fournir des indications sur l'impact de ces résultats sur l'état de santé des populations et de prouver la pérennité des bonnes pratiques qu'elles disent avoir initiées et appliquées avec succès dans les pays du Sud. L'idée d'établir des critères et des indicateurs de graduation ou de certification, des ONG locales qu'elles ont créées ou renforcées dans les pays du Sud, avait aussi émergé et était brandie à un certain moment. Des bailleurs, notamment l'USAID, exigeaient de la part des ONG internationales qu'elles finançaient de préciser les domaines dans lesquels leur assistance n'est ou ne sera plus nécessaire dans un cours ou moyen terme. C'est ainsi que les ONG qui intervenaient dans la planification ont pu certifier des services étatiques et des ONG locales dans beaucoup de pays d'Amérique latine et du Maghreb dans ce domaine. Cela a permis à l'USAID d'en conclure que ces pays n'avaient plus besoin de l'assistance des ONG américaines en planning familial. Ailleurs, beaucoup d'observateurs s'accordent à dire que ces résultats évoqués ci-dessus pouvaient être meilleurs et s'inscrire davantage dans la durée. Ceci n'a pas été leur cas. Il est surtout reproché aux ONG, entre autres insuffisances, leur mode d'intervention par projets sectoriels mis en œuvre sur un mode vertical.

Ils sont limités géographiquement, dans leur durée et par rapport au domaine technique couvert. Ainsi, ils ne bénéficient pas au pays entier et contribuent à l'aggravation de l'iniquité que cette assistance internationale était censée aider à corriger. Ces projets verticaux rendent aussi l'exercice correct des fonctions de coordination et de suivi de l'État pratiquement impossible. Ces projets verticaux contribuent ainsi à l'aggravation du dysfonctionnement des systèmes de santé des pays à l'origine ou en partie responsable de leur inefficacité couramment décriée. Ce n'est certainement pas leur faute, même si on leur fait porter cette responsabilité. Cela leur est pratiquement imposé par les bailleurs de fonds qui les financent. Chacun des bailleurs qui financent les ONG internationales veut une visibilité de son apport et son influence sur le choix des politiques et des stratégies en matière de santé du pays aidé. Ils veulent aussi des résultats rapides, précis, spécifiques de leur aide, présentables aux décideurs qui approuvent ces financements. Il faut pour cela une intervention verticale avec des plans spécifiques et des indicateurs de performances propres dont la périodicité de reportage est contenue dans la convention d'attribution du financement. Ces projets verticaux interviennent avec des moyens qui ne peuvent être utilisés que dans les seuls buts et objectifs spécifiques du projet (« eyes marked » en anglais). Cela créé une compétition insidieuse entre les projets de diverses sources chacun cherchant à mobiliser davantage les acteurs du système de santé pour privilégier les activités de son projet. Ceci se fait bien évidemment au détriment des activités relatives aux problèmes de santé non financés de l'extérieur. Les consultations de routine pour les affectations courantes sont pour cette raison bien souvent déléguées aux personnels les moins qualifiés qui, soit n'ont pas le choix soit se sentent ainsi valorisés se voyant confiés des tâches au-delà de leurs titres, de leur position statutaire et de leur compétence.

Les projets verticaux, même si ceux qui les soutiennent continuent de rappeler que la variole a été éradiquée grâce à une approche verticale de gestion, contribuent indéniablement à la désorganisation et à la fragilisation des systèmes de santé dans leur globalité. Ils perturbent leur cohérence globale. En raison de leurs enjeux financiers, comme le rappelait à juste titre Tapsirou Bocar Ba, attire les médias qui en font la promotion par une forte médiatisation. C'est le cas de celle à l'endroit de la lutte contre le paludisme et le sida qui en sont de bons exemples[63]. Ainsi, contrairement aux attentes des populations et des responsables locaux, ces projets verticaux ne contribuent pas du tout au renforcement du système de santé local. L'aide internationale en matière de santé mise en œuvre par les ONG devrait aider à rendre les systèmes de santé d'être mieux organisés, mieux équipés, plus opérationnels, équitables et résilients pour mieux faire face aux innombrables sollicitations qui les assaillent. Or, comme le précisait Tapsirou Bocar Ba, « une approche verticale a pour conséquence majeure d'ériger deux types de maladies : d'un côté les maladies privilégiées et de l'autre, les maladies négligées pour ne pas dire oubliées. Les nombreux services et professionnels qu'elle emploie officient de manière isolée et se concentrent entièrement sur les objectifs fixés. On assiste à l'éclatement du personnel de santé en deux catégories : les professionnels aisés au service de la stratégie verticale et des professionnels non favorisés au service du système »[64].

---

[63] *Ibid*-60, p. 64.
[64] *Idid*-62, p. 61.

L'expérience a montré que les résultats acquis avec ces multitudes de projets sont éphémères et disparaissent avec la fin du projet dont les plus longs ne dépassent guère les cinq années de mise en œuvre. L'état ni ses démembrements non plus, les collectivités locales, ne sont en mesure de s'approprier ses projets et de continuer à les financer. Ainsi, les pays sont dans un éternel recommencement. Les projets arrivent, font un travail extraordinaire dans une petite localité du pays, et demandent à l'état de faire l'extension à l'échelle nationale sachant bien souvent que cela est impossible. Mais c'est cette disposition qui est mentionnée dans la convention. L'état qui la signait tout comme le bailleur savaient tous les deux que les chances de cette extension à l'échelle nationale sont minimes voire nulles. Mais tous les deux étaient d'accord de parafer la convention et de la signer néanmoins, bien souvent pour se donner une bonne conscience ou pour respecter les procédures du bailleur. Ces projets verticaux augmentent les risques de concentration des moyens sur un seul aspect et dans des zones qui ne sont pas nécessairement les plus démunies. Ce sont souvent la ou les zones de prédilection du bailleur pour des raisons qui lui sont propres et bien sûr en accord avec l'État, que l'ONG « implémenteur » doit absolument respecter. Cela crée souvent une duplication inutile des moyens et des efforts même si dans les principes la complémentarité et la synergie de deux ou plusieurs projets présents dans une même zone est vivement souhaitée. Ils rendent l'opérationnalisation quasi impossible en suivant scrupuleusement leur orientation et indications stratégiques. Les plans élaborés par les services étatiques deviennent ainsi de simples résumés de spéculations intellectuelles, certes de haut niveau, mais complètement détachées de la réalité des interventions sur le terrain. Les actions concrètes sont celles que dirigent les nombreuses ONG internationales qui détiennent les moyens qui supportent les activités quotidiennes de prévention les plus visibles sur le terrain.

Les ONG internationales ont également été accusées de se substituer, consciemment ou inconsciemment, aux États dans leur fonction régalienne dans le secteur de la santé. Dans les pays les plus faibles, économiquement et du point de vue de la gouvernance, elles jouent littéralement le rôle dévolu à l'État dans l'offre de services de prévention particulièrement à l'endroit des populations des zones difficiles d'accès ou pour les populations les plus marginalisées voire abandonnées comme les enfants de la rue. Elles le font avec un dévouement, un professionnalisme et une ingéniosité qui forcent l'admiration. Elles en sont arrivées au point que les États, sans que cela soit formalisé, semblent leur confier des secteurs entiers de leur responsabilité, sans limite dans le temps. Cette assistance crée une dépendance qui frise l'irresponsabilité. Une telle situation engendre inconsciemment l'infantilisation qui est ici au nom d'une bonne cause avec l'excuse de venir en aide à l'autre. Dans le secteur du développement, on le remarque assez souvent à tous les niveaux de l'aide bilatérale, la relation entre bailleurs de fonds et ONG, internationales et nationales, ces dernières et les communautés, etc., fait naître et entretenir une dépendance pathologique. Au sein des organisations, on le remarque aussi, l'infantilisation dans le style de leadership et la relation au sein des équipes. L'infantilisation empêche les gens de penser et d'agir par et pour eux-mêmes. Elle est donc un frein au développement à tous les niveaux : sociétal, organisationnel et individuel. L'engagement explicite des ONG internationales a toujours été de créer un environnement qui permette aux gens locaux de penser par eux-mêmes et d'agir pour eux-mêmes. Leurs interventions devraient offrir aux autochtones une opportunité d'apprentissage, d'acquisition de nouvelles compétences pour mieux faire face de manière indépendante aux défis avec lesquels ils sont confrontés au quotidien. Les ressources des ONG proviennent de plus en plus de la Banque mondiale ou de l'Union européenne et de moins en moins de dons privés. Cette concentration des guichets de financement fragilise l'indépendance de ces ONG mais elle pérennise leur action et leur image d'entreprises solides et légitimes.

CHAPITRE 3

L'ÈRE DU PARTENARIAT

À la fin du 20e siècle et au début du 21e siècle, un courant nouveau a émergé dans les relations d'aide au secteur de la santé publique des pays en voie de développement. Cette émergence est liée à plusieurs facteurs dont l'amélioration du niveau économique de beaucoup de pays du Sud, la quête de plus d'efficacité dans l'utilisation de l'aide, l'évolution des relations entre pays développés et pays en voie de développement avec l'implication croissante du secteur privé. Un nouveau paradigme s'impose et met un accent particulier sur la quête de transparence et d'efficacité. L'aide internationale au développement, sanitaire en particulier, en intégrant de nombreux autres intervenants non étatiques, va s'exprimer davantage en termes de partenariat. Les pays du Sud, dans les faits, semblent préférer ce concept à ceux d'assistance ou d'aide ou de soutien. Nous n'avons pas trouvé dans la littérature, nulle part, décrites les raisons profondes de ce changement d'appellation. Cette nouvelle appellation a été cependant adoptée partout avec un grand engouement. Le concept de partenariat sonnerait peut-être moins condescendant que les termes d'aide, d'assistance, d'appui, de secours ou de soutien. Il semble ainsi sied mieux aux nouveaux rapports des pays développés avec les pays émergents ou tendant vers l'émergence qui souhaiteraient certainement être traités d'égal à égal ou au moins être perçus différemment et non comme d'éternels assistés.

En ce début du 21e siècle de nombreux pays du Sud se sont inscrits dans une politique d'émergence de leurs économies et reconnaissent de plus en plus l'interdépendance évidente entre la santé et le développement. Les gouvernants de ces pays savent que l'émergence souhaitée ne peut pas être atteinte sans l'amélioration de la santé des populations qui est une condition et un résultat du développement. Le concept a donné un certain sentiment de fierté aux responsables des pays en développement d'avoir l'impression d'être plus écouté, plus considéré et d'être placé au centre du processus décisionnel dans leurs rapports avec les pays industrialisés. Cependant, la réalité des faits va rester la même pour beaucoup de pays encore très pauvres.

Au sens étymologique du terme, le partenariat se définit comme une association active de différents intervenants qui, tout en maintenant leur autonomie, acceptent de mettre en commun leurs efforts en vue de réaliser un objectif commun relié à un problème ou à un besoin clairement identifié dans lequel, en vertu de leur mission respective, ils ont un intérêt, une responsabilité, une motivation, voire une obligation[65]. Elle décrit mieux la forme de collaboration que les intervenants dans l'aide internationale des pays développés voudraient dorénavant avoir entre eux et avec les pays en développement. Les bailleurs de fonds étatiques et non étatiques semblent tous préférer en ce début du 21e siècle où la coopération internationale a vu arriver des nombreux acteurs non étatiques avec des formes, des contenus et des approches différents, les acteurs tout comme les bénéficiaires préfèrent parler plutôt de partenariat, qualifié bien souvent de gagnant-gagnant. C'est ce que sûrement préféraient les

[65] Barreyre Jean-Yves (sous la dir. de), *Dictionnaire critique de l'action sociale*, Fayard, Paris, 1995.

pays en développement eux-mêmes après plus d'un demi-siècle d'assistance par des acteurs divers dont les actions difficiles à coordonner se chevauchaient bien souvent. Son introduction dans le champ de la coopération en matière de santé annonce une ère nouvelle avec des changements majeurs et un plus grand espoir de coordonner et d'harmoniser les interventions d'aide pour en tirer les meilleurs résultats.

Le partenariat dans le secteur de la santé va nécessiter plus de responsabilité et de détermination de la part des pays en développement et plus de transparence de part et d'autre. Cela va conséquemment conduire à plus d'efficacité l'utilisation des ressources mobilisées dans ce cadre. Le partenariat encourage également la collaboration scientifique et universitaire entre pays développés et pays en voie de développement notamment avec les pays émergents où la demande de partenariat en santé est plus forte[66]. Du côté des pays industrialisés entre eux, il signifie la mise en commun de techniques et de fonds afin de lutter contre un certain nombre de maladies qui constituent une menace sanitaire mondiale ou un risque majeur d'hypothéquer les efforts de développement des pays du Sud. Il peut aussi concerner une alliance entre prestataires dont les produits sont complémentaires comme les fabricants d'intrants (les médicaments, les vaccins ou matériel médical) et les fournisseurs de services de soins curatifs ou préventifs. Chaque partie va ainsi gagner de cette collaboration dont la mise en place vise également l'accroissement de la couverture des besoins, de la qualité et de l'efficacité des interventions de chacune des parties. Cette méthode de

---

[66] *Déclaration de Paris sur l'efficacité de l'aide au développement ; appropriation, harmonisation, alignement, résultats et responsabilité mutuelle, forum à haut niveau* – 28 février – 2 mars 2005, Paris Frances, ihttps://www.oecd.org/fr/developpement/efficacite/34579826.pdf.

collaboration, plus connue dans le secteur privé et qui est orienté vers la quête d'efficacité et d'efficience allocative des ressources, semblait arriver à son heure dans le champ de la coopération sanitaire à qui on commençait, comme signalé ci-dessus, à faire des reproches pour insuffisance de résultats.

L'OMS a été grandement impliquée dans ce processus de changement majeur. Elle considère ainsi le partenariat dans le cadre de la santé publique comme étant « un terme générique englobant diverses structures institutionnelles, relations et accords tant au sein de l'OMS qu'à l'extérieur, qui sont de nature à resserrer la collaboration au service de meilleurs résultats sanitaires. Il peut s'agir d'entités dotées de la personnalité juridique ayant leur propre gouvernance ou de formes de collaboration plus simples avec différents protagonistes. Des termes aussi divers que « partenariat », « alliance », « réseau », « programme », « collaboration à des projets », « campagnes conjointes », et « groupe spécial » peuvent être utilisés dans l'intitulé de ces partenariats, bien que cette liste ne représente pas une typologie ». On entend par « partenariats formels » les partenariats qui sont dotés ou non de la personnalité juridique, mais qui ont leur propre structure de gouvernance (par exemple, un conseil ou un comité directeur) qui prend des décisions en matière d'orientation, de plan de travail et de budget. L'OMS héberge actuellement quatre partenariats formels qui n'ont pas été constitués en tant qu'entités juridiques et sont désignés sous le terme de « partenariats hébergés »[67]. Les neufs critères utilisés par l'OMS pour examiner toute demande d'implication de l'organisation dans un partenariat sont les suivants :

---

[67] OMS. *Partenariats mondiaux pour la santé*, https://www.who.int/fr/about/collaborations-and-partnerships/partnerships.

- le partenariat apporte une nette valeur ajoutée dans le domaine de la santé publique est démontré ;
- le partenariat a un objectif précis, qui concerne un domaine prioritaire pour l'OMS ;
- le partenariat se conforme aux normes et règles techniques établies par l'OMS ;
- le partenariat soutient les objectifs nationaux de développement ;
- le partenariat garantit une participation adéquate et appropriée de tous les protagonistes ;
- les rôles des partenaires sont clairement définis ;
- le coût des transactions, de même que leurs avantages et risques éventuels, font l'objet d'une évaluation ;
- la poursuite de l'objectif de santé publique prend le pas sur les intérêts particuliers des participants ;
- le partenariat est doté d'un mécanisme d'évaluation et/ou d'autosurveillance indépendant et extérieur.

L'OMS, en tant qu'autorité directrice et coordonnatrice en matière de santé mondiale, conformément à son mandat constitutionnel, avait défini un cadre général de collaboration avec les acteurs non étatiques, notamment les ONG, les entités du secteur privé, les fondations philanthropiques et les établissements universitaires. Elle reconnaît que sa collaboration avec ces acteurs non étatiques peut avoir d'importants avantages pour la santé publique mondiale et pour l'Organisation elle-même dans l'accomplissement de ses principes et objectifs constitutionnels, notamment son rôle de direction et de coordination de la santé mondiale[68].

---

[68] OMS, *Cadre de collaboration avec les acteurs non étatiques, soixante-neuvième assemblée mondiale de la santé*, WHA69.10, 28 mai 2016,

Des partenariats mondiaux pour la santé, des réseaux et des alliances ainsi que des initiatives ont été créés. Ils permettent afin d'attirer l'attention sur un besoin non satisfait, d'encourager la coordination, d'apporter plus d'appui financier aux pays. Ils cherchent aussi à offrir un cadre commun de collaboration qui permet aux entités du secteur public, du secteur privé, aux ONG, aux fondations philanthropiques et aux établissements universitaires « d'unir leurs forces »[69].

Lorsque l'OMS héberge un partenariat, l'OMS prête son cadre administratif, fiduciaire et juridique au secrétariat du partenariat. Ces partenariats ont un statut juridique issu de l'OMS et sont soumis aux règles et réglementations de l'Organisation. Ils ont une structure de gouvernance formelle, séparée de celle des organes directeurs de l'OMS. Leurs cadres de responsabilité programmatique sont également indépendants de ceux de l'OMS. L'OMS accueille actuellement quatre partenariats formels qui n'ont pas été institués en tant qu'entités juridiques, à savoir :

- l'Alliance pour la recherche sur les politiques et les systèmes de santé ;
- l'Observatoire européen des systèmes et des politiques de santé ;
- le Partenariat pour la santé des mères, des nouveau-nés et des enfants (PMNCH) ;

Genève- Suisse - https://apps.who.int/gb/ebwha/pdf_files/WHA69/A69_R10-fr.pdf.

69 OMS. *Politique concernant la participation de l'OMS à des partenariats mondiaux pour la santé et les modalités d'hébergement, soixante-troisième assemblée mondiale de la santé*, WHA63.10, 21 mai 2010, https://apps.who.int/iris/bitstream/handle/10665/3174/A63_R10-fr.pdf.

- l'UNITAID pour la lutte contre le VIH & SIDA, le Paludisme et la Tuberculose.

La décennie 2000 avait aussi débuté avec des rencontres sur la santé au niveau mondial très importantes et qui vont conduire à des décisions politiques et stratégiques fondamentales pour les pays en développement. Ces décisions vont mettre à l'épreuve les partenariats nouvellement créés dans le secteur de la santé pour mieux accompagner les pays en voie de développement dans ce domaine essentiel pour leur émergence économique.

Le Sommet du Millénaire, annoncé en 1998, s'est finalement tenu du 6 au 8 septembre 2000 au Siège de l'Organisation de Nations unies à New York. Il constitua le plus grand rassemblement de chefs d'État et de gouvernement de tous les temps. Il s'est conclu avec l'adoption par les 189 États Membres de la Déclaration du Millénaire et la subséquente adoption des Objectifs du millénaire pour le développement (OMD) comprenant une liste de huit objectifs et 21 cibles, accompagnée de 60 indicateurs de suivi, que la communauté internationale déclare vouloir atteindre à l'horizon 2015. Ces 8 objectifs très ambitieux à réaliser de 2000 à 2015 étaient : (1) éliminer l'extrême pauvreté et la faim ; (2) assurer l'éducation primaire pour tous ; (3) promouvoir l'égalité des sexes et l'autonomisation des femmes ; (4) réduire la mortalité infantile et post-infantile ; (5) améliorer la santé maternelle ; (6) combattre le VIH et SIDA, le paludisme et d'autres maladies ; (7) Préserver l'environnement et (8)

Mettre en place un partenariat pour le développement[70].

---

[70] UN_*Comprendre les objectifs du Millénaire pour le développement* (OMD) https://www.un.org/fr/millenniumgoals/background.shtml.

Encadré N° 9

Pacte mondial pour la réalisation des objectifs du Millénaire pour le développement

Ce pacte, qui s'inscrit dans le cadre d'une campagne mondiale en faveur de la réalisation des OMD liés à la santé, traduit notre engagement mondial. Dans les mois à venir, ces engagements mondiaux prendront la forme de partenariats nationaux renforcés qui correspondent à la situation particulière de chaque pays, qui permettent d'orienter l'appui vers des plans sanitaires nationaux et d'obtenir un financement juste et durable des systèmes de santé nationaux.

NOUS NOUS ENGAGEONS COLLECTIVEMENT :

- À collaborer plus efficacement pour améliorer les soins de santé et les résultats sanitaires dans les pays à revenu faible ou intermédiaire. Sous l'égide des gouvernements nationaux et en collaboration avec la société civile, nous relèverons les défis auxquels sont confrontés les systèmes de santé nationaux – nous veillerons, en particulier, à ce qu'ils disposent de suffisamment de soignants qualifiés, que ceux-ci soient correctement répartis et aient la motivation, les compétences, le matériel, les fournitures et les médicaments nécessaires pour travailler.
- À exploiter et à utiliser les systèmes existants dans les pays pour la planification, la coordination et la gestion du secteur de la santé dans le cadre global du développement national pour atteindre les résultats relatifs aux OMD.
- À rendre des comptes quant à l'application du présent pacte.

NOUS, ORGANISATIONS INTERNATIONALES ET DONATEURS BILATERAUX :

- Accepterons d'apporter un financement sur la base des politiques et plans sanitaires nationaux et d'éviter l'instauration de nouveaux plans ou projets incompatibles avec les plans et priorités nationaux en matière de santé.
- Accepterons et appliquerons des procédures communes pour soutenir les plans sanitaires nationaux. Cela suppose : a) d'examiner les plans sanitaires nationaux et les accords de gestion sectorielle selon une approche commune afin de ne pas être obligé de procéder à de nouvelles évaluations ; b) de convenir avec les

gouvernements des sources de financement et du montant des sommes à allouer au plan sanitaire et c) d'utiliser davantage des mécanismes communs de gestion des fonds et de comptabilité, d'établissement de rapports et d'étude des performances.

- Contribuerons au financement des plans sanitaires nationaux qui englobent l'ensemble du système de santé – le secteur public et le secteur non étatique. Le financement peut porter sur certains aspects des plans mais, si possible, nous soutiendrons le plan avec souplesse, conformément à nos politiques et lignes.

- Lignes directrices respectives en matière de financement. Cela recouvre notamment le financement des services non gouvernementaux, directement ou par l'intermédiaire des pouvoirs publics, et le comblement des déficits de financement importants.

- Reverrons nos politiques et procédures au niveau mondial afin que le soutien dans les pays soit mieux coordonné et plus durable, notamment en ce qui concerne les plans nationaux, l'utilisation flexible des fonds et l'application de mécanismes communs d'évaluation, de financement et d'établissement de rapports.

- Veillerons à ce que les approches axées sur certaines maladies et certaines populations et celles destinées à renforcer les systèmes de santé en général se complètent, ce qui peut impliquer de réviser certains programmes sanitaires et axés sur certaines maladies afin de mieux exploiter le soutien.

- Testerons et évaluerons des manières de relier notre appui afin d'obtenir des résultats dans les pays et notamment de parvenir à renforcer les systèmes de santé.

- Veillerons à ce que notre personnel considère cette tâche comme prioritaire, bénéficie de mesures incitatives et ait les moyens de travailler de façon coordonnée au niveau des pays.

- Rendrons des comptes en ce qui concerne le financement et l'appui technique que nous nous engageons à fournir en faveur de la santé. Nous ferons chaque année rapport de nos activités aux niveaux national et mondial.

NOUS, GOUVERNEMENTS :

- Appliquerons nos plans sanitaires nationaux, qui s'inscrivent dans nos cadres globaux de développement, pour orienter le développement du système de santé et l'utilisation des ressources dans ce secteur. Des plans sanitaires d'ensemble engloberont des programmes prioritaires tels que la vaccination, la lutte antituberculeuse, la lutte contre le paludisme, la santé génésique et les éléments relatifs à la santé des plans multisectoriels de lutte contre le VIH/sida.

- Au moment d'actualiser nos plans sanitaires, collaborerons avec les parties intéressées à l'échelon national et les institutions internationales afin d'élaborer une vision commune pour le secteur de la santé, et de définir des cibles et d'établir des budgets qui y correspondent.
- Ferons participer nos citoyens et la société civile afin qu'ils sachent à quoi s'attendre et puissent donner leur avis sur les résultats obtenus.
- Appliquerons nos plans sanitaires aussi efficacement que possible, par le biais de systèmes de gestion sanitaire et financière plus solides, en luttant contre la mauvaise gestion des fonds.
- Veillerons à ce que davantage de fonds publics soient consacrés aux soins de santé et mettrons au point, dans le cadre de notre stratégie budgétaire nationale et en tenant compte des contraintes macroéconomiques, de meilleurs mécanismes de financement de la santé, y compris une couverture universelle basée sur la répartition des risques, afin que les pauvres et les plus vulnérables aient davantage accès aux soins et que les gens n'aient pas à engager de dépenses excessives pour leur santé

*[Partenariat **International pour la Santé,** Pacte mondial pour la réalisation des objectifs du Millénaire pour le développement liés à la santé, Signé le 5 septembre 2007, au 10 Downing Street, Londres (Royaume-Uni)].*

Les OMD sont donc constitués de sept objectifs thématiques, qui définissent les domaines prioritaires sur lesquels les efforts des pays en développement doivent se concentrer avec un huitième qui pose la nécessité d'obtenir les soutiens nécessaires à la réalisation de ces sept. Les partenariats mondiaux, notamment les quatre rattachés à l'OMS cités plus haut, vont jouer un rôle déterminant dans l'atteinte des objectifs qui concernaient spécifiquement la santé. Le partenariat devient lui-même un des objectifs explicites des OMD. Cela place ainsi, pour la première fois, la contribution des pays développés sur le même plan que les objectifs définis pour les pays en développement. L'atteinte des OMD dépend en bonne partie des progrès réalisés par les pays du Sud, qui doivent être maîtres de leur propre développement. Néanmoins, le huitième objectif rappelle que les pays du Nord ont leur rôle à jouer afin de faciliter l'accomplissement des objectifs de développement[71]. C'est dans la poursuite de cet engagement à tout mettre en œuvre pour améliorer l'efficacité de l'aide de manière générale pour réaliser les OMD, notamment l'aide allouée au secteur de la santé, qu'a été décidée la rencontre de Paris sur l'efficacité de l'aide au développement.

La rencontre de Paris est partie, des mêmes constats ayant conduit aux OMD, de l'inefficacité de l'aide internationale de plus de 50 ans aux pays du Sud. Ce constat, largement partagé par les donateurs, avait conduit à la rencontre de Paris de 2005 et celle d'Accra de 2008 d'où sont sortis respectivement la Déclaration de Paris et le Programme d'action d'Accra (PAA). La rencontre de Paris a été une suite logique de la déclaration adoptée au Forum sur l'harmonisation de l'aide tenu à Rome (en février 2003) et des principes-clés proposés à la Table ronde sur la gestion axée sur les résultats en matière de développement qui a eu lieu à Marrakech (en février 2004). Il était attendu bien évidemment que ces rencontres vont augmenter les effets de l'aide sur la réduction de la pauvreté et des inégalités, la consolidation de la croissance,

---

[71] Miriam Cue Rio, *Une approche de l'aide publique au développement par le biais de ses objectifs chiffrés : examen de la définition des objectifs comme facteur explicatif de leur non réalisation*. Économies et finances. Université de Versailles-Saint Quentin en Yvelines, 2013. Français. fftel-00969514f.

le renforcement des capacités et l'accélération des avancées vers les OMD. La Déclaration de Paris est ancrée sur cinq principes fondamentaux, nés des décennies d'expériences de ce qui fonctionne et ce qui ne fonctionne pas bien dans le secteur du développement. Ces principes ont reçu l'appui de toute la communauté du développement pour obtenir un changement positif des pratiques de l'aide. Les normes étaient : *(1) l'appropriation pour les receveurs d'aide en élaborant dorénavant leurs propres stratégies nationales de développement avec leurs parlements et électeurs; (2) l'alignement pour les donneurs afin de soutenir ces stratégies et (3) l'harmonisation en travaillant pour accorder leurs efforts dans les pays ; (4) les résultats pour les politiques de développement qui seront orientées vers l'atteinte de buts précis et l'amélioration du suivi de ces objectifs et (5) la redevabilité mutuelle pour les donneurs comme pour les receveurs en étant conjointement responsables de la réalisation de ces objectifs.* La déclaration de Paris présentait également une feuille de route pratique et orientée vers l'action pour améliorer la qualité de l'aide et son impact sur le développement. Elle a été suivie du Programme d'action d'Accra qui visait le renforcement et l'approfondissement de la mise en œuvre de la Déclaration de Paris pour accélérer le déploiement vers l'atteinte de ses objectifs. Il insistait sur les quatre points suivants :

- **l'appropriation** – les pays ont plus d'influence sur les processus de développement à travers une plus large participation à la formulation des politiques de développement, un plus fort leadership dans la coordination de l'aide et une plus grande utilisation des systèmes nationaux pour l'acheminement de l'aide ;

- **le partenariat inclusif** – tous les partenaires participent pleinement – dont les donneurs du Comité d'assistance de l'aide de l'OCDE et les pays en développement, ainsi que les autres donneurs, fondations et la société civile ;

- **l'obtention de résultats** – l'aide est axée sur un impact réel et mesurable du développement (y compris la santé) ;

- **le développement des capacités** – construire la capacité des pays pour gérer leur propre future - repose aussi au cœur du PAA. C'est au cours de ce processus visant le développement et l'opérationnalisation de la déclaration de Paris et du programme d'action d'Accra que cette idée de partenariat est apparue comme essentielle pour accroître l'efficacité de l'aide[72].

Malgré toutes ces mesures d'importance capitale, l'efficacité de l'aide au développement et sanitaire en particulier n'était toujours pas assurée, tout au moins comme l'aurait souhaité les pays donateurs et les pays bénéficiaires. Les observateurs continuent de considérer que l'aide des pays développés au pays du Sud, africains en particulier, demeurait toujours insuffisante, inefficace, imprévisible et souvent dispendieuse pour les pays (coût élevé des transactions)[73]. Les grandes puissances se sont encore réunies pour cette fois créer un partenariat international pour la santé (« IHP ») qui vise à améliorer la manière dont les organisations internationales, les donateurs et les pays en développement collaborent pour élaborer et mettre en œuvre des plans de santé nationaux. Il a été lancé en septembre 2007 par 26 partenaires pour

---

[72] *Déclaration de Paris et le Programme d'action d'Accra* ; http://www.oecd.org/fr/developpement/efficacite/declarationdeparissurlefficacitedelaide.htm.

[73] Partenariat international pour la santé et initiatives apparentées (IHP+) Plan de travail de la phase II avril 2009-fin 2011, 09-2267F-PCO.doc, International Health Partnership, Geneva, Swaziland.

surtout aider les pays en développement à atteindre plus vite les OMD des Nations unies dont le terme était fixé à 2015. Ce Partenariat incarne la volonté réitérée des pays donateurs et bénéficiaires de l'aide d'agir pour atteindre plus vite les OMD liés à la santé et d'autres critères en faisant en sorte que cette aide internationale au développement parvienne à lever les obstacles systémiques à une prestation de services de santé. En Afrique, le partenariat international pour la santé se fonde sur les travaux d'harmonisation pour la santé en Afrique. Son premier plan quinquennal de développement visait l'accroissement des efforts et des ressources pour la santé. L'ensemble des signataires du pacte mondial s'étaient engagés à collaborer, sous l'égide de partenaires de pays en développement, pour améliorer les soins et les résultats obtenus dans le domaine de la santé. Ils avaient convenu de se réunir une fois par an pour faire le point des activités du partenariat et des engagements des signataires[74].

Le Partenariat IHP+ s'inspire des principes ci-après, tirés de la Déclaration de Paris sur l'efficacité de l'aide et du Programme d'action d'Accra, à savoir :

- polariser sur les résultats sanitaires ;
- se fonder sur ce qui existe déjà, sur le plan des politiques nationales de santé, systèmes et mécanismes de coordination avec les partenaires ;
- promouvoir le développement sanitaire piloté par un pays en invitant les multiples intervenants nationaux et internationaux à s'unir autour d'une seule et unique stratégie du secteur de la santé ;

---

[74] *Partenariat international pour la Santé, Pacte mondial pour la réalisation des objectifs du Millénaire pour le développement lié à la santé, Signé le 5 septembre 2007, 10 Downing Street, Londres (Royaume-Uni).*

- réduire le coût des transactions découlant d'initiatives multiples en changeant le mode de fonctionnement des différents partenaires ;
- assurer un financement pérenne plus prévisible ;
- promouvoir la responsabilité mutuelle en invitant l'ensemble des partenaires à rendre compte de leur engagement à changer de comportement, obligation qui figure explicitement dans le texte du Pacte mondial et des pactes nationaux.

Au niveau mondial, le Partenariat réunit autour de ces principes communs les signataires de l'IHP1 et un certain nombre de partenariats et d'initiatives apparentés dont la Campagne mondiale pour les OMD liés à la santé mettant l'accent sur les femmes et les enfants, l'Initiative catalytique, le Réseau de métrologie sanitaire, l'Alliance mondiale pour les personnels de santé et les initiatives sur la protection sanitaire et sociale (P4H). Le rôle d'IHP consiste à catalyser le changement en s'appuyant sur les entités existantes plutôt que d'en créer de nouvelles. Il s'agit d'un programme complexe et de grande ampleur, rassemblant de nombreux intervenants et s'appuyant sur des approches innovantes multiples et variées. Elle s'est accompagnée d'une plus grande prise de conscience de la place et du rôle du secteur privé dans la santé publique dans les pays du Sud. Il a été reconnu, grâce en partie aux travaux de la Banque mondiale, que le secteur privé constitue un complément aux services publics de santé à condition qu'il soit judicieusement incorporé dans les plans nationaux.

En Afrique sub-saharienne, les prestataires du secteur privé, dans l'entendement des partenaires au développement, englobent les guérisseurs traditionnels, les vendeurs informels de médicaments, les prestataires privés à but lucratif, les organisations non gouvernementales et les associations communautaires. Beaucoup d'efforts ont été faits pour améliorer leur organisation, les guérisseurs notamment, et accroitre leur implication dans la mise en œuvre des projets financés de l'extérieur. Il était évident que ce secteur privé local était très utilisé par les populations pour des raisons multiples qui pouvaient tenir d'une offre à prix réduit, d'une prestation de qualité supérieure ou d'une plus grande attention aux patients se méfiant des institutions publiques modernes et autres. Dans les faits, comme l'avait signalé la Banque mondiale, « ces prestataires privés étaient souvent préférés par les africains de toutes couches socio-économiques sollicitant des services de santé ». Cette utilisation soutenue des services privés, ajoutée aux dépenses du secteur non étatique dans le domaine des services de santé, font que plus de 50 % des dépenses en santé dans plusieurs pays de l'Afrique sub-saharienne sont privées. Cette implication essentielle du secteur privé a conduit à l'introduction dans le processus de gestion des systèmes et services de santé publique des interventions telles que les assurances médicales, les bons, les exonérations fiscales, l'accréditation, la franchise, la contractualisation et les concessions, comme quelques-unes des possibilités de partenariat(s) entre les secteurs Public et Non-Étatique dans le domaine de la santé. Ces possibilités ont été souvent couronnées de succès et ont permis de bénéficier de nombreuses leçons qui ont grandement servi le partenariat public privé dans le secteur de la santé[75].

---

[75] Ok Pannenborg, Conseiller principal en Santé et Chef du Secteur Santé, Nutrition et Population Développement humain Région Afrique - in Tendances et Perspectives des Partenariats entre les Secteurs Public et Non-Étatique pour Améliorer les Services de Santé en Afrique, Par Tonia Marek, Catherine O'Farrell. Chiaki Yamamoto et Ilyse Zable*, Développement humain de la région.

Les Partenariats entre les Secteurs Publics et Non-Étatiques pour Améliorer les Services de Santé dans les pays du Sud mais surtout en Afrique (PPP Santé) ont constitué, dans ce contexte de l'émergence du mécanisme partenariat, un nouveau paradigme de l'action publique. Il est susceptible de conjuguer les efforts du secteur public à l'efficacité, les capacités de management et la culture de l'évaluation du secteur privé qui s'y engage. Un PPP Santé est une façon d'attaquer et de résoudre des problèmes de santé publique et de développement social, en associant les efforts d'organisations publiques et privées[76]. Le PPP apparaît comme un mécanisme qui s'imposait au moment où les États des pays développés comme ceux des pays en développement faisaient recours de plus en plus aux entreprises pour parvenir à remplir leurs missions et à décharger leurs budgets. Cette forme de collaboration entre le secteur public et le secteur privé est arrivée au moment où les administrations des pays en développement faisaient face à d'innombrables contraintes liées aux restrictions budgétaires, à la dette publique, aux mesures de restrictions économiques et aux exigences d'accroissement de l'efficacité et l'efficience de l'aide des partenaires. Pour certains c'est même depuis le début des années 90 que les compressions régulières des moyens publics avaient mis à l'ordre du jour le recours à des ressources privées pour remplir les tâches de l'État. C'est ce que résume ainsi Ursula Ulrich-Vögtlin en disant que « les partisans des PPP considèrent cette forme de financement comme une nécessité absolue pour l'État et l'économie.

---

[76] Bidossessi Gwladys Adandedjan *Les partenariats publics privés santé comme outils d'amélioration de la responsabilité sociétale des entreprises au Sénégal,* Ecole supérieure polytechnique : Université Cheikh Anta Diop : Master commerce et management des affaires internationales 2011, Dakar Sénégal.

Ces PPP fournissent à l'État de nouvelles sources d'argent pour financer des tâches qui lui incombent, et lui permettent d'en accroître l'efficience. Le gain d'efficience mentionné par rapport à des variantes traditionnelles de financement et d'exploitation est d'environ 20 %. Étant donné qu'un PPP prend en compte le cycle de vie complet d'un investissement ou d'une installation d'infrastructures, et qu'un mandat est attribué sur une base contractuelle à long terme, il devient possible de raisonner en termes d'économicité et de procéder à des évaluations sur divers secteurs et phases. Le résultat peut se traduire par des solutions moins chères, plus efficientes et meilleures »[77] [78]. Les partenaires au développement avaient recouru, cette fois, au PPP pour espérer pouvoir redresser les résultats décevants enregistrés avec l'aide internationale au développement au 20e siècle et attribués, en partie, au manque de coopération entre acteurs publics et privés. Et comme le 21e siècle a commencé avec un engagement fort de collaboration entre acteurs publics et acteurs privés, les partenaires au développement considéraient le PPP des institutions internationales comme le moyen le plus approprié d'améliorer l'efficacité de l'aide au développement. Cet élan était particulièrement soutenu par la Banque mondiale. Le PPP avait suscité, comme innovation dans le processus de mise en œuvre de l'aide sanitaire, beaucoup d'espoirs en matière de mobilisation des ressources et de coordination des actions des bailleurs. En effet, l'absence

---

[77] Afrique, Série Documents de Travail No. 106, Contributeurs : Banque Mondiale, (Région Afrique, HDNHE, INFPI) SFI, Sara Project/USAID, 2006 Washington DC, USA.

[78] Partenariat public-privé : un avenir dans le secteur de la santé?. Ursula Ulrich-Vögtlin, co-responsable division Projets ultisectoriels, ursula.ulrich@bag.admin.ch.https://www.spectra-online.ch/fr/spectra/ themes/ partenariat-public-prive-un-avenir-dans-le-secteur-de-la-sante-297-10.html.

de coordination des donateurs maintes fois décriée en vain figurait parmi les facteurs déterminant l'accroissement des coûts de fonctionnement de l'aide et de son inefficience déplorée. Elle génère des doublons, multiplie les coûts fixes et absorbe les ressources humaines et administratives des pays en développement. L'aide nette disponible pour les actions sur le terrain et son impact sont ainsi réduits. Cette nouvelle approche allait très vite s'imposer dans la coopération sanitaire internationale, en particulier dans le domaine de l'aide à la santé. Ceci était d'autant plus pertinent que la reconnaissance des PPP était déjà inscrite dans les OMD comme le huitième objectif qui devait permettre la réalisation des sept autres. La communauté internationale avait en effet estimé que pour atteindre les OMD, il fallait combiner les ressources des secteurs public et privé et trouver une façon efficace de faire travailler ensemble ces deux milieux[79].

L'application de ces partenariats auxquels les donateurs de tous les secteurs comme les bénéficiaires de l'aide plaçaient beaucoup d'espoir, avait suscité un engouement exceptionnel. Les partenariats étaient devenus, les dix dernières années qui ont suivi leur lancement, les mécanismes les plus utilisés dans la gouvernance mondiale de la santé. Ces partenariats ont été tentés un peu partout avec des niveaux d'ingéniosité et de créativité variables. Ils visaient certes l'efficacité de l'aide mais c'est en étant convaincu que cela sera obtenue grâce à l'harmonisation, l'alignement aux politiques, stratégies et plans nationaux, et la coordination pour éviter la verticalisation et la fragmentation des interventions. La contractualisation

---

[79] Mamadou Barry « les partenariats public-privé pour l'aide à la santé : quelles conditio*ns d'efficacité prendre en compte ? », Dans* Mondes en développement 2015/2 (n° 170) : 75 à 90.

selon divers modalités semble avoir été le facteur le plus constant dans le processus de mise en œuvre des partenariats. Ils vont faire l'objet de multiples évaluations contrairement aux schémas appliqués dans les décennies qui ont précédé cette ère des partenariats ; fin du 20e et début du 21e siècle. Ces diverses et nombreuses évaluations, quoi que l'on puisse en dire, ont été très bénéfiques. Beaucoup d'enseignements ont été tirés des succès et des échecs des partenariats. Il y'a eu une riche littérature qui a été produite permettant d'identifier les conditions d'efficacité « globale » et « spécifique » des partenariats internationaux dans le secteur de la santé. Et comme toujours, dans pareille situation, il se dégage deux catégories de personnes lorsqu'il s'agit d'apprécier les résultats enregistrés ; « ceux qui voient toujours le verre à moitié-vide et ceux qui voient toujours le verre est à moitié-plein ».

Les opposants à cette approche avaient insisté sur l'inefficacité voire les effets négatifs des partenariats et en particulier des PPP. Ils reprochaient à ces mécanismes de ne s'être pas attaqués au lancinant problème, fortement décrié avant leur introduction, qu'est l'approche de gestion par projets qu'ils accusaient d'avoir grandement contribué à la fragilisation et l'inefficacité globale des systèmes de santé des pays du Sud, africains en particulier. Selon Mamadou Barry, « des partenariats globaux tels que le Fonds mondial ou le PEPFAR auraient favorisé la dispersion des activités d'aide en démultipliant les unités parallèles de mise en œuvre au sein des pays. Leur manière d'allouer les ressources d'aide avait également accru les frais de fonctionnement de l'aide en multipliant les coûts fixes et en absorbant les ressources humaines et administratives des pays en développement »[80]. Il ajoutait à juste raison « qu'en Afrique, ce sont les innombrables programmes verticaux lancés sous l'effet de la multiplication des fonds internationaux qui ont été les plus décriés. Les ministères de la Santé africains se retrouvaient parfois à gérer plusieurs dizaines de programmes de santé spécifiques, souvent budgétivores et surtout consommateurs de ressources humaines déjà rares, alors même que leur système de santé de base n'est pas performant. Ces programmes spécifiques de financement ont souvent leurs propres processus de gestion, différents des processus nationaux, et conduisent – bien qu'animés des meilleures intentions – à déstabiliser un peu plus le fonctionnement des systèmes de santé des pays bénéficiaires ». Ainsi, l'arrivée des bailleurs de fonds privés et des fonds d'aide spécialisés sur certaines maladies a contribué à « verticaliser » l'aide et à multiplier des programmes de santé, au détriment d'approches transversales[81]. Les progrès substantiels ont certes été enregistrés dans l'ensemble des pays ciblés, cependant les différentes approches de partenariat et autres méthodes utilisées n'ont pas permis, surtout en Afrique, la réalisation des huit objectifs du Millénaire pour le développement (OMD) qui étaient évalués par rapport à 21 cibles et 60 indicateurs officiels retenus.

À l'opposé, les défenseurs du partenariat dans le secteur de la santé, qui naturellement vont insister sur les résultats positifs de son application, mettaient en exergue son efficacité en se focalisant sur ses réalisations, notamment l'impact positif des PPP sur les systèmes de santé. Selon, Mamadou Barry, citant Widdus, « une bonne partie de la littérature sur l'efficacité des PPP, inspirée par des

---

[80] *Ibid*-70, p. 67.
[81] *Ibid* -70, p. 67.

rapports d'évaluation indépendante et des rapports d'activité, avaient conclu qu'ils auraient permis de réels progrès, en particulier dans la lutte contre les maladies tropicales. Les PPP auraient permis une nette amélioration de la couverture vaccinale surtout par l'apport de l'Alliance GAVI, une extension rapide de la prestation de services liés au VIH et sida avec une participation accrue des parties prenantes sous la houlette du partenariat du Fonds mondial. Le partenariat dans le domaine du paludisme aurait conduit à des résultats sans précédent avec particulièrement l'appui du partenariat « Roll Back Malaria ». Certains attribuent aux partenariats des résultats remarquables des PPP dans l'amélioration de la situation sanitaire et dans la gouvernance sanitaire mondiale. Ils auraient aidé à améliorer la santé de millions de personnes et contribuer de manière significative à renforcer et à façonner la réponse mondiale aux maladies négligées et de plus en plus au renforcement des systèmes de santé[82]. Alors, même si le but ultime du partenariat qui était d'aider à accélérer l'atteinte des OMD, ce résultat n'a pas été totalement atteint. Des progrès encourageants ont néanmoins été réalisés dans ce domaine dans tous les pays. Des efforts sans précédent ont permis d'obtenir des réalisations considérables. Ceux-ci ont été suffisants pour indiquer la direction à suivre pour les années à venir.

La focalisation sur les OMD a permis de réunir les efforts des gouvernements et des partenaires au développement sur les questions urgentes de développement humain. Cette nouvelle approche de partenariat mondial pour la santé a mis en évidence les possibilités qui s'offraient aux acteurs de la coopération internationale pour mobiliser à l'échelle mondiale des efforts et des

---

[82] *Ibid*-79, p. 74.

ressources autour d'objectifs prioritaires de santé mais surtout la possibilité d'harmoniser et de coordonner les interventions pour créer des synergies, des complémentarités et annihiler les duplications inutiles, maintes fois décriées. De tels résultats ont donné les orientations nécessaires pour poursuivre dans le cadre d'un partenariat multiforme la lutte contre les causes profondes et sous-jacentes des problèmes de santé des pays en voie de développement, africains en particulier. Selon l'OMS, les partenariats mondiaux pour la santé ont, dans leur ensemble, beaucoup contribué à la protection de la santé dans le monde. Ils ont surtout aidé à: (1) faire mieux connaître les maladies cibles; (2) préconiser/assurer une prévisibilité nouvelle et accrue des fonds disponibles; (3) faire adopter des modes de travail nouveaux et novateurs; (4) accroître la participation de la société civile et du secteur privé; (5) réunir un consensus et renforcer la coordination autour de stratégies techniques et opérationnelles clefs; (6) accélérer les progrès; (7) soutenir les biens publics mondiaux; (8) réaliser des économies d'échelle et (9) accroître l'innovation[83]. De tels résultats ont conduit à l'adoption à la suite de l'évaluation des OMD en 2015 de la formulation des objectifs de développement durable pour bâtir sur les résultats acquis et maintenir le même combat pour le développement. C'est aussi cette collaboration au niveau mondial pour accélérer l'amélioration rapide de la santé des populations des pays du Sud qu'est né l'engagement mondial pour s'attaquer aux causes profondes et redoubler d'efforts pour intégrer les dimensions économique, sociale et environnementale du développement durable.

---

[83] OMS_ l'OMS et les partenariats mondiaux pour la santé, Projet de document de travail, Comité Régional de la EM/RC54/INF.DOC.12 Méditerranée Orientale Octobre 2007 Cinquante-quatrième session, http://applications.emro.who.int/docs/EM_RC54_inf_doc12_fr.pdf

Le partenariat, en tant que mécanisme adopté pour mettre en œuvre l'aide internationale en santé a indéniablement contribué à booster beaucoup d'aspects de la coopération internationale en matière de santé. Il a tant soit peu contribué à l'amélioration de certains programmes de santé. Il n'a pas pour autant permis d'atteindre le niveau d'efficacité souhaité de l'aide internationale en santé destinée au pays du Sud. Ceci est dû en grande partie au fait que les acteurs principaux chargés de sa mise en œuvre, notamment les ONG et autres associations similaires, sont restées les mêmes. Elles se sont simplement multipliées par centaines voire des milliers. L'approche par le partenariat a aussi permis de mieux appréhender la complexité de la configuration de l'aide sanitaire internationale au cours des dix dernières années de son application. L'OMS à juste titre annonçait à ce propos que « la récente multiplication spectaculaire des nouveaux mécanismes de collaboration – réseaux, alliances et partenariats pour la santé – témoigne du regain d'engagement politique et financier en faveur de la santé. Avec plus de 100 partenariats mondiaux pour la santé de tous types, le nombre croissant des organisations et des intervenants crée aussi une architecture sanitaire complexe, ainsi que de nouveaux défis et de nouvelles attentes pour les États Membres et pour l'OMS »[84].

La pertinence de l'approche centrée sur des partenariats, les résultats très encourageants qu'elle a permis d'enregistrer et les perspectives qu'elle fait entrevoir ont poussé la communauté internationale à tout faire pour la maintenir. Il est davantage question de corriger ses insuffisances qui ont été constatées dans son application que de l'arrêter. Les partenariats mondiaux pour la santé cherchent à

---

[84] *Ibid*-82, p. 76.

améliorer constamment l'efficacité des acteurs sanitaires mondiaux qui s'emploient à accélérer la réalisation des objectifs sanitaires prioritaires, en associant souvent les différentes forces du secteur public, du secteur privé et de la société civile. Ils tentent ainsi de mettre en œuvre les interventions sanitaires de manière rapide, souple et focalisée ; pour mobiliser des ressources nouvelles importantes ; pour concevoir et faire adopter des solutions technologiques innovantes là où les forces publiques, universitaires et du marché sont impuissantes à mobiliser la recherche et le développement nécessaires ; pour améliorer l'action coordonnée et synergique ; et pour élargir l'éventail des partenaires qui s'emploient à atteindre un objectif commun[85].

Les partenariats public-privé sont considérés comme un moyen efficace pour exploiter les points forts respectifs des secteurs public et privé afin de résoudre des problèmes qu'ils ne pourraient ni l'un ni l'autre traiter de façon adéquate séparément. Cette synergie concerne notamment les maladies qui touchent plus particulièrement les pays en développement, où la recherche menée par le secteur privé est jugée insuffisante. Ainsi, même si l'aide internationale au secteur de la santé n'a pas encore trouvé l'approche idéale qui pourrait maximiser son efficacité, elle semble depuis la fin du 20e siècle se focaliser sur sa mise en œuvre à travers divers mécanismes de partenariat dont le PPP.

Le partenariat international pour la santé (IHP), visait depuis sa création en 2007 à améliorer la manière dont les organisations internationales, les donateurs et les pays en développement collaborent pour élaborer et mettre en œuvre des plans stratégiques nationaux de santé. Il facilite

---

[85] *Ibd*-72, p. 69.

ainsi le partage des leçons apprises et des enseignements tirés des succès et des échecs de chaque partenaire institutionnel membre pour ensemble identifier et appliquer des solutions plus solides et plus appropriées aux besoins des pays bénéficiaires. En poursuivant l'engagement mondial pour optimiser l'efficacité de l'aide internationale aux pays du Sud, il fallait en 2015, à la suite de l'évaluation des OMD, tout mettre en œuvre pour construire à partir des succès enregistrés et engager fermement tous les pays sur la voie d'un monde plus prospère, durable et équitable. C'est cette reconnaissance et la volonté renouvelée de tous les acteurs qui ont conduit à l'adoption en 2016 des Objectifs de développement durable (ODD) et plus tard du partenariat pour la Couverture sanitaire universelle (CSU).

Les ODD ont été adoptés en septembre 2015 par l'ONU dans le cadre de l'Agenda 2030. Ils prennent la suite des huit Objectifs du Millénaire pour le développement, couvrant les grands enjeux humanitaires (réduction de la pauvreté, de la faim, des maladies, accès à l'éducation), qui étaient destinés aux pays en développement pour la période 2000-2015. Ils les étendent à 17 objectifs détaillés par 169 cibles au total qui définissent les priorités des différents objectifs et les actions à mettre en place pour mieux s'attaquer aux grands défis mondiaux dans leur ensemble[86].

---

[86] UN_17 objectifs pour transformer notre monde, https://www.un.org/sustainabledevelopment/fr/.

Encadré N° 10

Les 17-ODD sont *(1) l'éradication de la pauvreté, (2) la lutte contre la faim, (3) la santé et le bien-être des populations et des travailleurs, (4) l'accès à une éducation de qualité, (5) l'égalité entre les sexes, (6) l'accès à l'eau salubre et l'assainissement, (7) l'accès à une énergie propre et d'un coût abordable, (8) le travail décent et la croissance économique, (9) la promotion de l'innovation et des infrastructures durables, (10) la réduction des inégalités, (11) la création de villes et de communautés durables, (12)la production et la consommation responsable, (13) la lutte contre le changement climatique, (14) la protection de la faune et de la flore aquatiques, (15) la protection de la faune et de la flore terrestres, (16) la paix, la justice et des institutions efficaces et (17) le renforcement des partenariats pour les objectifs mondiaux.*

[Au cœur de l'Agenda 2030, 17 Objectifs de développement durable (ODD) ont été fixés. https://www.agenda-2030.fr/odd /17-objectifs-de-developpement-durable-10]

Si l'on s'en tient à la définition de l'OMS de la santé, on constate que tous les 17 ODD vont concourir directement ou indirectement à la santé des populations. La cible 3.8 des ODD a pour but de « faire en sorte que chacun bénéficie d'une couverture sanitaire universelle, comprenant une protection contre les risques financiers et donnant accès à des services de santé essentiels de qualité et à des médicaments et vaccins essentiels sûrs, efficaces, de qualité et d'un coût abordable ». Le suivi de cette cible mesure deux aspects de la CSU : la protection financière et la couverture des services de santé essentiels. La CSU est pour cette raison perçue comme étant le moteur principal de l'ODD 3 consacrée de manière explicite à « la santé et au bien-être des populations et des travailleurs »[87].

---

[87] Pacte mondial pour progresser vers une couverture sanitaire universelle, CSU 2030, https://www. uhc2030. org/fileadmin/ uploads/ uhc2030/

Le partenariat international pour la santé (IHP) s'est alors transformé pour devenir partenariat pour la couverture sanitaire universelle à l'horizon 2030. L'initiative est passée de 26 partenaires en 2007 à 66 membres en 2016 et beaucoup d'entre eux font preuve d'un engagement croissant en faveur d'une amélioration et d'une harmonisation dans le secteur de la santé. Il devra permettre de mieux répondre aux objectifs de développement durable relatifs à la santé. Cela se fera en élargissant son mandat pour y inclure le renforcement des systèmes de santé en vue de parvenir à une couverture sanitaire universelle. Son but unique demeure l'amélioration de l'efficacité de la coopération au développement dans le secteur de la santé en premier pour aider à réaliser les Objectifs du Millénaire pour le développement et en second pour progresser vers une couverture sanitaire universelle à l'horizon 2030[88].

La mise en œuvre de ce partenariat transformé devra permettre de créer un mouvement pour accélérer équitablement et durablement les progrès vers la couverture sanitaire universelle (CSU). Pour atteindre la couverture sanitaire universelle, les objectifs de développement durable (ODD) définissent une cible particulière. En mettant l'accent sur le renforcement des systèmes (RSS) de santé, elle favorise une approche globale de la santé. Les bienfaits de la couverture sanitaire universelle couvrent toutes les cibles des ODD en matière de santé, et notamment la sécurité sanitaire et l'équité au niveau mondial. Voilà l'orientation de l'engagement de la communauté internationale en matière de santé pour les décennies 2016-2030. Il a également été convenu d'élargir

---

Documents/About_UHC2030/mgt_arrangemts_docs/UHC2030_Official_documents/UHC2030_Global_Compact_French_WEB.pdf.

[88] *Ibid*-89, p. 86.

la base du partenariat pour répondre aux ODD relatifs à la santé, car ils s'appliquent à tous les pays, riches et pauvres. L'ODD 3 sur la santé en effet réaffirme l'engagement international en faveur de la santé, étayé par la cible 3.8 pour une couverture santé universelle. Il représente une occasion de promouvoir une approche globale et cohérente de la santé, centrée sur les systèmes de santé[89].

Le nouveau partenariat poursuivra son travail sur l'amélioration de l'efficacité de la coopération au développement dans les pays qui reçoivent une aide extérieure. Il va aussi élargir le champ d'action pour se centrer sur les RSS et les dépenses intérieures dans tous les pays. Un Pacte mondial pour progresser vers une couverture sanitaire universelle a ainsi été signé entre les partenaires. Ce pacte vise la réalisation de la couverture sanitaire universelle (CSU) en travaillant ensemble efficacement au renforcement des systèmes de santé et à l'amélioration des résultats sanitaires dans tous les pays. Des cheminements progressifs vers l'universalité, qui s'efforcent d'abord d'atteindre les groupes de population les plus vulnérables et les plus marginalisés, sont essentiels pour veiller à ce que nul ne soit laissé de côté.

Les partenaires du CSU2030 pour renforcer les systèmes de santé et parvenir à la couverture sanitaire effective partout, ont collectivement adopté les principes fondamentaux suivants pour guider leur action que sont: 1) nc laisser personne de côté ; une aspiration à l'équité et à la non-discrimination et une approche fondée sur les droits ; (2) la transparence et la redevabilité en matière de résultats ; (3) des stratégies nationales de santé à base factuelle et le leadership des pays, avec l'administration du gouvernement pour garantir la disponibilité, l'accessibilité, l'acceptabilité

---

[89] *Ibid*, p. 85.

et la qualité de la prestation des services ; (4) faire en sorte que les systèmes de santé soient l'affaire de tous, avec la participation des citoyens, des communautés, de la société civile et du secteur privé ; (5) une coopération internationale fondée sur l'apprentissage mutuel entre les pays, quels que soient l'état de développement et les progrès accomplis pour réaliser et conserver la CSU, et sur les principes de l'efficacité du développement[90]. Comme on le voit, du point de vue des idées, de l'engagement écrit et de l'établissement de principes d'une haute valeur, la volonté de la communauté internationale à rendre l'aide efficace est manifeste. Elle insiste depuis la conférence de Paris sur l'importante préoccupation à identifier les voies et moyens pour accroître et optimiser l'efficacité de l'aide internationale y compris celle dédiée à la santé.

---

[90] *Ibid.*, p. 85.

CHAPITRE 4

L'AVENIR DE LA COOPÉRATION INTERNATIONALE EN SANTÉ

L'avenir à cours, moyen ou long terme de la coopération internationale en matière de santé est à notre avis impossible à prédire du fait de sa complexité et de la multitude de facteurs qui la déterminent. Seul le Tout Puissant le sait. Nous avions commencé ce livre en évoquant et en insistant longuement sur le fait que la santé est un bien public mondial largement partagé. Chaque individu ou groupe d'individus d'un quelconque pays essaie d'en tirer le mieux possible pour la jouissance de sa population et sa productivité qui va avec elle. En tant que bien public mondial, sa gouvernance au bénéfice de tous s'est toujours posée et se pose encore de nos jours avec acuité. Elle continuera de figurer parmi les préoccupations majeures de l'humanité. Nous considérons que l'avenir de la coopération internationale et plus spécifiquement de l'aide internationale en santé aux pays du Sud va continuer à faire face à trois défis majeurs. Ceux-ci sont en rapport avec le volume financier de l'aide, son efficacité et son efficience et la problématique de la gouvernance mondiale de la santé.

Nous tenterons d'évoquer succinctement ces trois défis sans prétention aucune de couvrir entièrement toutes leurs facettes. Nous identifierons pour chacun d'eux quelques illustrations de ce qui est en train d'être fait et éventuellement les perspectives. Nous pouvons retenir de manière générale que la coopération internationale en santé est un long processus évolutif mis en place par des hommes. Comme toute œuvre humaine elle a connu et continuera de connaître des hauts et des bas. Elle est passée par plusieurs mécanismes comme nous l'avons vu avec des changements importants en nature, en volume et en acteurs. Les buts et objectifs évoluent également avec le temps.

I. Le défi du volume de l'aide internationale

Le défi du volume financier de l'aide eu égard à l'accroissement continu des besoins et des crises économiques itératives qui frappent aussi bien les pays du Sud que ceux du Nord est extrêmement difficile à relever. À chaque période de l'histoire des pays il y'a des réalités spécifiques auxquelles l'aide doit s'adapter. Les tentatives d'y répondre par la mise en place de divers mécanismes n'ont jamais manqué. C'est dans ce sillage que les approches de financement alternatif innovant ont été initiées. À l'idée d'optimiser le volume de l'aide se greffe de facto celle de sa pérennisation ou à contrario son remplacement par des financements endogènes avec l'émergence économiques progressive de certains pays du Sud.

Le défi du volume de l'aide s'est toujours posé depuis l'indépendance de la plupart des États du Sud. Il se pose encore malgré les transformations économiques de ces pays et la transition épidémiologique que l'on y observe. L'assistance sanitaire des anciennes métropoles aux anciennes colonies était la plus importante forme d'aide au lendemain des indépendances en Afrique. Cette situation a perduré pendant des décennies au cours du 20e siècle. Elle a complètement changé vers la fin du 20e siècle et au début du 21e siècle avec l'arrivée massive de nouveaux bailleurs de fonds dans un contexte de mondialisation et des changements politiques majeurs survenus en Europe et dans les pays pauvres également. En plus, à l'intérieur comme à l'extérieur des pays, il y'a une forte pression sur les gouvernants pour les obliger à investir davantage sur la santé. Sous l'impulsion des organisations internationales et des ONG locales, que les premières ont aidé à créer et/ou à soutenir, un fort plaidoyer pour l'augmentation de l'aide sanitaire aux pays du Sud était lancé au niveau international. Selon Pascal Brouillet, l'aide au pays en développement (APD), qui représentait environ 0,31 % du PNB des pays de l'OCDE au début, avait baissé de 4 % en 2011. Cette chute, selon lui, marque un retournement significatif après la hausse constatée en 2010, année du pic de l'aide des quinze dernières années précédentes. L'APD en fait ne représente qu'une des sources des financements du développement en particulier du financement du secteur de la santé. Cependant, vue sa nature, elle représente la partie la plus visible. Elle a aussi un poids politique que les autres n'ont pas. L'aide internationale au secteur de la santé n'a pour autant jamais diminuée en valeur absolue à cause de la prise en compte montante des risques « globaux ».

Les maladies transmissibles dans le cadre des Objectifs du Millénaire pour le développement (OMD) d'abord et ensuite dans ceux des Objectifs de développement durable (ODD) figurent en bonne place parmi ces risques. Le sida a été identifié comme un enjeu de sécurité mondiale par le Conseil de sécurité des Nations unies en 2000. La santé a également été retenue comme un secteur test de l'amélioration de l'efficacité de l'aide internationale au développement et a bénéficié d'une stratégie d'expérimentation de financements innovants. L'aide à la santé est devenue un enjeu de la mondialisation symbolisé par le terme « santé mondiale ». Une telle perception traduit la vision de la santé comme un bien public mondial. Au-delà des financements de nature publique, les grandes fondations privées philanthropiques américaines notamment (la fondation Bill et Melinda Gates en premier lieu, 68 % de l'aide privée au secteur) ont également accru significativement les financements en faveur du secteur de la santé. L'aide au secteur de la santé, qui était de l'ordre de 5,6 milliards de dollars en 1999, est passée à 27 milliards de dollars en 2008. Une forte hausse d'environ 10 % par an a été constatée entre 2002 et 2008. La hausse a continué entre 2009 et 2011 de 4 % par an contre 17 % entre 2007 et 2008 avec une augmentation également forte des engagements de la Banque mondiale ces dernières années[91].

Les années 2000 constituent l'âge d'or de l'aide internationale en santé qui n'a cessé d'augmenter au cours de cette décennie. Elle se maintient désormais autour de 37 milliards de dollars par an. Pendant plusieurs années, la santé était un secteur prioritaire de l'aide publique au développement[92]. Cette dernière est restée plus ou moins stable et a atteint un total de 146,6 milliards USD en 2017, soit un léger recul de seulement 0,6 % par rapport à 2016

---

[91] Pascal Brouillet, *Évolutions récentes et enjeux futurs de l'appui à la santé par l'aide internationale. un exemple de nouveaux rapports entre nations ?* 2012/3 n° 243 | pages 106 à 107 ISSN 0002-0478 ISBN 9782804175757 https://www.cairn.info/revue-afrique-contemporaine-2012-3-page-106.htm.

[92] Santé et développement « rôle de l'aide publique au développement dans les progrès réalisés - ce qu'il faut retenir » note d'analyse N°3, Édition Septembre 2018 - www.focus2030.org https://focus2030.org/IMG/pdf/note_d_analyse_no3_sante_et_de_veloppement_ro_le_d de_l_aide_publique_au_de_veloppement_dans_les_progre_s_re_alise _s_focus_2030-2.pdf.

en dollars constants. On constate aujourd'hui une stagnation voire une légère tendance à la baisse entre 2016 et 2017 des budgets de certains sous-secteurs de l'aide en santé. Ces chiffres n'intègrent pas la contribution importante du secteur privé dominée par les fondations. L'aide internationale au secteur de la santé est restée encore insuffisante malgré son volume important eu égard aux énormes besoins des pays du Sud. On constate cependant qu'elle a presque triplé depuis 2000. Cette augmentation aurait, selon beaucoup d'observateurs, contribué grandement à l'amélioration de l'état de santé, des populations dans les pays en développement, constatée ces dernières décennies. D'aucuns estiment qu'avec un investissement massif en santé dès maintenant, estimé à environ 70 milliards de dollars par an, il allait être possible de faire chuter les taux de mortalité de la plupart des pays à faible revenu à des niveaux similaires à ceux constatés dans les pays à revenu intermédiaire les plus performants, évitant ainsi 10 millions de décès d'ici 2035[93].

---

[93] *Ibid*, p. 89.

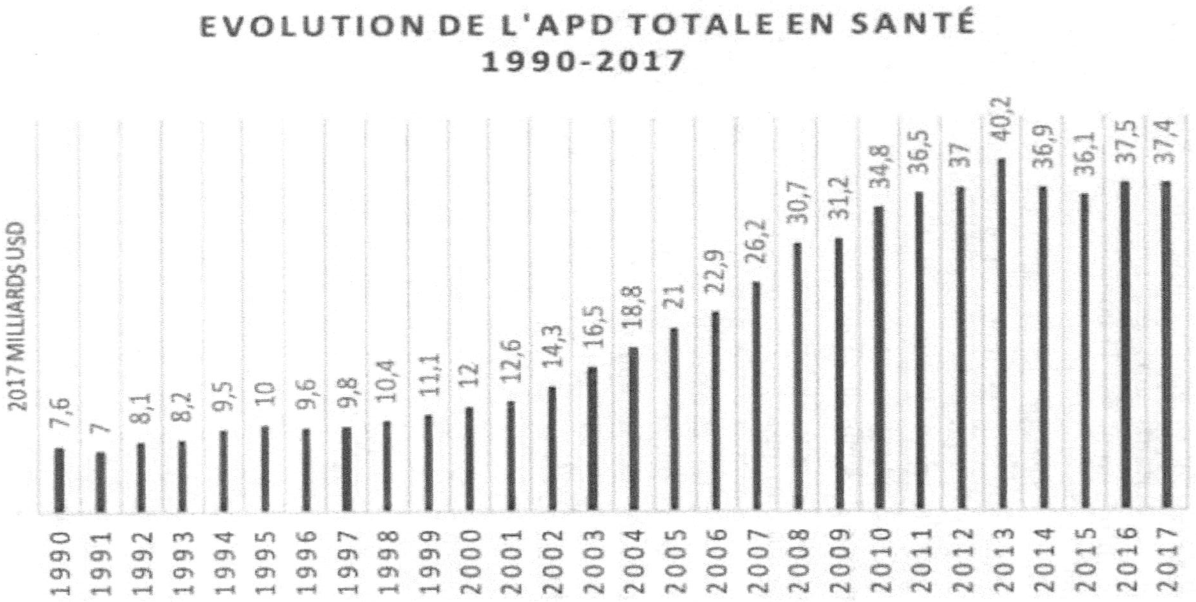

Source: note d'analyse N°3, Édition Septembre 2018 - www.focus2030.org ,

Face à l'insuffisance du volume financier de l'aide publique au développement, les principaux acteurs de la santé mondiale ont été amenés à élaborer des mécanismes de financement alternatifs qui, s'ils n'ont pas pour ambition de se substituer totalement à l'aide publique, devraient néanmoins permettre de générer des revenus supplémentaires conséquents. Ils devraient aussi en se faisant corriger certains défauts des systèmes de financement dits « traditionnels ». Nous avons assisté dans ce cadre au développement de « garanties d'achat futur » (Advance Market Commitments ou AMC en anglais), en vertu desquelles des donateurs et des laboratoires pharmaceutiques s'engagent les uns envers les autres pour développer la recherche en faveur de certaines maladies jusque-là négligées par la recherche. Il s'agit de maladies qui affectent principalement les populations des pays en voie de développement. Le développement de ces modes de financement innovants paraît d'autant plus prometteur que chacun d'eux, malgré leur diversité, vise clairement à générer des flux financiers constants, prévisibles et durables. Le souci clairement exprimé est de ne pas alourdir davantage les démarches d'accès à l'aide pour les pays bénéficiaires[94]. En tant que mécanismes de financement alternatifs, les AMC ont été utilisés dans la création de vaccins ou d'autres médicaments ayant des coûts de développement initiaux élevés.

Grâce à un tel engagement, le marché des vaccins ou des médicaments pour les maladies négligées ont été comparables en taille et en sécurité au marché des médicaments pour les pays riches. Cela a encouragé les

---

[94] Muller, Xavier. « 35. Les financements innovants de la santé mondiale », Dominique Kerouedan éd., *Santé internationale. Les enjeux de santé au Sud.* Presses de Sciences Po, 2011, pp. 451-457.

sociétés biotechnologiques et pharmaceutiques à investir dans le développement de nouveaux vaccins pour lutter contre les problèmes de santé les plus urgents du monde, tels que la pneumonie, les maladies diarrhéiques, le VIH et sida et le paludisme, dans le cours normal de leurs activités commerciales. En février 2007, cinq pays (Canada, Italie, Norvège, Russie, Royaume-Uni) et la Fondation Bill & Melinda Gates avaient engagé 1,5 milliard de dollars américains pour lancer le premier Advance Market Commitment (AMC) afin d'aider à accélérer le développement et la disponibilité d'un nouveau vaccin qui devrait, pensaient-ils, sauver la vie de 7 millions d'enfants d'ici 2030.

L'objectif principal que se sont fixé les intervenants au niveau des AMC était d'accélérer la production de vaccins viables et nécessaires de toute urgence pour les pays les plus pauvres où des milliers d'enfants meurent chaque jour de maladies qui peuvent être évitées. Les AMC sont une approche absolument innovante qui combine des outils de financement basés sur le marché avec une intervention de santé publique[95]. Toutes ces initiatives visaient l'amélioration du volume du financement de la santé dans les pays du Sud.

Ces variétés de mécanismes de financement innovant avaient ainsi permis d'étendre la contribution de solidarité obligatoire sur les billets d'avion et explorer la faisabilité d'autres contributions de solidarité sur le tabac, les transactions financières, l'alcool et autres. Ils offraient aux donateurs potentiels un moyen de verser des fonds importants aux systèmes de santé. De nouveaux partenaires de développement étaient ainsi engagés dans le processus

---

[95] Advance market commitments, From Wikipedia, the free encyclopedia, https://en.wikipedia.org/wiki/Advance_market_commitments.

pour mobiliser davantage de ressources en mettant en place une coopération avec davantage de pays, de fondations et de personnes aisées ; venant en particulier des économies les plus importantes : membres du G8-7 ou membres du G20.

II. LE DÉFI DE L'EFFICACITÉ DE L'AIDE

Le défi de l'efficacité et de l'efficience de l'aide au développement de manière générale et de l'aide sanitaire en particulier a fait l'objet de la déclaration historique de Paris et du plan d'action d'Accra. Cette problématique est loin d'être résolue. En plus des directives contenues dans la déclaration de Paris, que les pays devraient continuer de suivre, le renforcement des systèmes de santé semble être une piste qui a acquis le consensus de tous les acteurs. Il devra permettre de trouver une solution à la balkanisation et la fragilisation des systèmes de santé par les projets verticaux innombrables que les pays sont dans l'impossibilité de coordonner et de suivre correctement pour pouvoir en tirer le bénéfice attendu. Cette recommandation est un point central du partenariat mondial pour la santé.

L'optimisation de l'efficacité de l'aide internationale au développement de manière générale et au secteur de la santé en particulier reste toujours problématique. Il est ressorti de plusieurs évaluations que le fonctionnement, conséquemment l'efficacité, des systèmes de santé des pays du Sud n'étaient pas allés de pair avec les niveaux d'aide affectée. L'amélioration de l'efficacité de l'aide doit absolument passer par un renforcement conséquent du mode d'organisation et de fonctionnement des systèmes de santé des pays du Sud. C'est dans ce cadre qu'il était recommandé d'affecter la proportion des ressources internationales allouées à l'assistance technique (autour de 42 % dans les années 2002-2006) au renforcement du fonctionnement des systèmes de santé. Les donateurs considéraient qu'elles seraient plus efficacement dépensées de la sorte. Divers mécanismes ont été mis en place çà et là, à travers des taskforces variées, des coalitions ou des partenariats de diverses natures qui, pour plus de légitimité, intègrent l'OMS comme membre ou se rattachent à elle comme structures partenaires ou ont été reconnues par elle. Compte tenu du poids énorme de l'argent dans les décisions de gestion, ceux qui payaient plus devaient naturellement avoir plus à dire pour ne pas dire qu'ils auront toujours le dernier mot. Il s'est trouvé dans bien des citations que les décisions qu'ils impulsaient n'étaient pas les meilleures pour garantir l'efficacité et l'efficience. Parmi celles-ci, comme décriée plusieurs fois dans ce travail, l'approche de gestion par des projets verticaux et le manque de coordination et de synergies entre ces projets.

À moins de redoubler les efforts de consolidation des services nationaux de santé dans les pays les plus pauvres, chaque année, ce sont des dizaines voire des centaines de millions de femmes et d'enfants qui vont continuer de mourir pour des causes que l'on peut contrôler, malgré l'importance croissante de l'aide en santé. Des milliers d'adultes jeunes continuent de périr du VIH ou autres infections que l'on peut prévenir le cas échéant traiter efficacement. Ces situations catastrophiques, notées çà et là, font prendre conscience que par rapport aux besoins identifiés, l'aide des pays industrialisés n'a pas encore atteint l'efficacité et l'efficience souhaitées. Ainsi, elle est restée encore insuffisante malgré les efforts décrits ci-dessus et elle est également inefficace[96].

La mise en œuvre des cinq piliers de la déclaration de Paris (appropriation, alignement, harmonisation, gestion axée sur les résultats et responsabilité mutuelle) représentait une étape fondamentale pour l'amélioration de la qualité de l'aide internationale au développement. Toutes ces mesures préconisées sont bien évidemment applicables au secteur de la santé. Il se trouve que, de manière spécifique, le mal qui gangrénait ce secteur était bien identifié depuis longtemps. Il faisait l'objet d'un consensus au niveau des donateurs et aussi des bénéficiaires. Il s'agissait en plus de la prolifération des programmes verticaux, la multitude d'ONG internationales qui les concevaient et mettaient en œuvre. Ces ONG, sur indication certainement de leurs financiers, mettaient en œuvre des interventions centrées sur quelques maladies au détriment du renforcement du système de santé (« approche horizontale »). Cela a fait l'objet de débats importants en raison de ses effets néfastes sur les systèmes de santé nationaux. Une telle situation conduisait volontairement ou inconsciemment à la négligence des autres affections et autres problèmes de santé pour lesquelles il n'y avait pas de financement extérieur. À ces insuffisances maintes fois décriées sans

---

[96] Rapport sur la réunion du Taskforce de haut niveau sur les fonds supplémentaires pour les systèmes de santé et une meilleure utilisation des dépenses de santé pour atteindre les OMD santé pour sauver des millions de femmes et d'enfants et aider les nouveau-nés des pays à faible revenu à débuter dans la vie en toute sécurité, Taskforce sur Les Financements Innovants des Systèmes de Santé -non datée, en réunion à Londres, 13 mars 2009. https://www.uhc2030.org/ fileadmin/uploads/ ihp/ Documents/ Results_Evidence/HAE_results_lessons/Taskforce_ report_2009-_french_FR.pdf.

succès, il faut ajouter la position que la santé occupait dans les priorités des gouvernements des pays du Sud.

Le secteur de la santé était dans la plupart de ces pays négligé, sous-financé, totalement dépendant de l'aide extérieur. Dans les discours de politique politicienne cependant, les décideurs ne manquaient jamais l'occasion de clamer son importance toute particulière pour le développement. Les observateurs déploraient cependant que de tels engagements publics ne se reflétaient point dans les allocations des ressources dans la majorité des pays. À titre d'exemple, l'engagement des 15 pays de la CEDEAO d'allouer au moins 15 % de leur budget annuel au renforcement de leurs systèmes de soins de santé formulé à Accra, en 2014 en pleine crise d'Ébola, n'a jamais été tenu.

Les ONG internationales se substituent, dans bien des cas, à l'État grâce à leur engagement, la qualité de leur personnel et surtout à cause des moyens importants qu'elles arrivaient à mobiliser et à gérer. Leurs actions étaient certes très salutaires, particulièrement au début des indépendances et au cours des différentes crises. Cependant, avec le temps il est apparu clair que pour les résultats qu'elles réalisaient, elles coûtaient trop chères, très focalisées à un seul domaine technique et très limitées géographiquement. Le pays entier n'en bénéficie point et les États assistés étaient bien souvent incapables d'étendre à l'échelle nationale les meilleures pratiques qu'elles initiaient, testées et validées localement. Ces dernières s'arrêtent quand elles quittent le domaine en question avec la fin du projet. Elles contribuent ainsi gravement, certes involontairement, au dysfonctionnement des systèmes de santé des pays du Sud par un processus de développement et de maintien de la dépendance de ces pays à leur assistance devenue presqu'indispensable dans beaucoup de pays.

III. LE DÉFI DE LA GOUVERNANCE MONDIALE DE LA SANTÉ

Le défi de la gouvernance de l'aide en santé au niveau globale se rapproche beaucoup de la lancinante problématique de la gouvernance mondiale de la santé. Elle en est dépendant dans une large mesure. Nous avons vu surgir à ce niveau plusieurs mécanismes de coalition, de collaboration, de partenariat et de forum pour aller ensemble et être plus efficace dans la gestion de ce phénomène complexe. Là aussi, malgré les efforts énormes consentis dans ce domaine autour de l'OMS, qui théoriquement devrait avoir la légitimité et la légalité d'assurer cette gouvernance, la solution idoine n'est pas encore trouvée.

Le leadership américain s'était imposé de fait depuis des années à cause de sa position de première puissance économique mondiale. Le gouvernement américain avait financé le plan Marshall pour aider les pays européens à reconstruire leurs infrastructures et leurs institutions de premières lignes détruites par la guerre 39-45 – afin de redémarrer leur économie. Une telle aide devait leur permettre d'aller vers l'émergence ou pour être plus classique le développement industriel qu'ils connaissent maintenant. La contribution du gouvernement américain, à travers l'USAID pour l'aide bilatérale, multilatérale, par l'envoi d'ONG internationales, par ses fondations, son secteur privé, ses mécènes et autres donateurs, est de loin la plus importante dans le monde. Le modèle de santé publique anglo-saxon a été aussi de loin la plus répandue dans le monde. Il privilégie la prévention et intègre les autres disciplines nouvelles de la santé publique ; l'économie de la santé, l'environnement, la socio-anthropologie et autres disciplines nouvelles.

L'influence anglo-saxonne s'est aussi faite à travers les écoles de santé publique, américaines notamment. Celles-ci ont demeuré pendant des années la référence pour la santé mondiale « Global Health ». Ce concept est né et développé en Amérique avant son adoption au niveau mondial. En tant que première puissance économique mondiale l'Amérique finançait plus que tous les autres pays pris individuellement l'OMS, la structure en charge, sur les principes, de la gouvernance sanitaire mondiale. Sa mission, faut-il le rappeler, est d'organiser, de coordonner et de guider la gestion de la santé au niveau mondial. Comme déjà évoqué plus haut, celui qui paye le plus a tendance à se réclamer plus de droit que les autres. L'argent est un pouvoir et comme tout pouvoir il peut permettre de faire faire aux autres qui en dépendent ce que son détenteur veut qu'ils fassent. Il se trouve que les contributions dites ordinaires des États à son budget ne cesse de diminuer d'année en année alors que les besoins augmentent régulièrement. Les bailleurs non-membres peuvent poser des conditions qui ne seront pas seulement scientifiques.

L'indépendance totale de l'OMS de ces grandes puissances qui la financent pour pouvoir décider elle-même librement, a ainsi toujours fait l'objet de questionnement. Certains, du fait de sa dépendance financière à ces grandes puissances considéraient que ce sont ceux-là qui la financent qui lui dictaient ce qu'elle devait faire et dire. L'arrivée récente des fondations comme donateurs privés de l'organisation onusienne dont notamment celle de Bill et Melinda Gates, qui sont en même temps présentes sur le « marché », amènent certains à penser que leurs objectifs pourraient être impropres et qu'elles pourraient imposer leurs priorités. Le caractère d'intérêt général de l'OMS pouvait en souffrir.

L'établissement d'un leadership mondial de la santé, efficace, juste, transparente et équitable, est le vœu le plus cher de tous les pays indépendants épris de justice et de paix. Il est cependant très complexe et difficile à réaliser à la satisfaction de tous. Périodiquement, des voix se sont levées pour s'attaquer à ce qu'elles appellent, à raison ou à tort, les dérives de l'organisation onusienne. Néanmoins, il semble y avoir une unanimité sur son efficacité au cours des trente premières années (1945-1975) de vie de l'organisation. Celles-ci étaient marquées par « trente ans de progrès réels vers un monde plus juste et plus équitable – et donc plus sain » reconnaissait Alison Katz[97]. Selon lui « La santé pour tous » était devenue dans les années 1970 le slogan de l'OMS. C'était l'ère de la décolonisation. La nécessité d'une redistribution du pouvoir et des richesses était admise ; le droit des peuples à disposer d'eux-mêmes et à contrôler leurs ressources naturelles se voyait reconnu ; un fort engagement en faveur de « l'accès aux services sanitaires publics et universels se faisait jour ». Malheureusement dénonçait-il « depuis quarante ans, l'OMS, soumise à la pression de puissants acteurs économiques, est détournée de son mandat de santé publique et de son devoir envers les peuples qu'elle doit servir »[98].

À ces appréhensions s'ajoutent de multiples autres griefs inhérents à sa nature même d'organisation composée de centaines de membres jouissant tous, en principe, des mêmes droits. Comme le soulignait Jean Martin qui disait « qu'il faut faire la part des aspects diplomatiques (y compris quotas régionaux) et bureaucratiques du système

---

[97] Alison Katz Libérer l'OMS du joug néolibéral, Le Courrier, l'essentiel autrement, https://lecourrier. ch/2019/01/ 20/liberer -loms-du- joug-neoliberal/.
[98] *Ibid*-99, p. 96.

des Nations unies – in-évacuables si l'on veut une légitimité globale – mais qui nuisent clairement à l'efficacité ». Il y ajoutait « que les comités d'experts n'échappent point à cette réalité. L'expertise n'est pas équitablement répartie dans le monde mais on doit inclure des personnes qui font de la figuration et qui sont donc influençables ». En plus de cela il y avait selon lui la qualité variable des « dirigeants au sommet, élus politiquement, manquant souvent de vision stratégique et de courage ou orientés idéologiquement ». Il y a plus de quarante ans, le Directeur général Halfdan Mahler a été une notable exception à ce poste[99].

Les difficultés de l'organisation et les diatribes qu'elles suscitent sont devenues endémiques poussant certains vers les années 2010, à aller jusqu'à penser que l'organisation était démodée, rigidifiée, indûment politisée et ainsi perdait sa pertinence. D'autres, selon Jean Martin, considéraient paradoxale l'attitude des pays membres de l'organisation. Ils « souhaitaient une agence supranationale indépendante mais minaient son pouvoir par une contribution financière risible et une jalouse souveraineté nationale » qu'ils voulaient à tout prix maintenir[100]. À l'évidence, il y a une unanimité sur la nécessité absolue de disposer au niveau mondial d'un organisme de santé publique crédible et polyvalent dont l'indépendance ne fait l'objet d'aucun doute et dont les démarches en son sein sont éthiquement irréprochables. Il importe qu'il soit universel, avec une forte « tête » tout en étant décentralisé de manière que les besoins et intérêts des diverses parties

---

99 Martin, « l'OMS perd-elle son indépendance, sa pertinence, est-elle trop inefficiente ? », *Rev Med Suisse* 2011; volume 7 : 1516-1517 file:///C:/Users/hp/Downloads/RMS_idPAS_D_ISBN_pu2011-27s_sa09_art09.pdf.

100 *Ibid*-99, p. 96.

du monde soient représentés. Elle doit disposer d'une expertise scientifique solide : pour cela, se préoccuper des effets de règles limitant la faculté de mettre « the right person at the right place » (l'homme qu'il faut à la place qu'il faut). Une organisation enfin qui donne une attention très diligente à la croissance scandaleuse en ce moment des inégalités, y compris en matière de santé, entre pays et au sein des pays [101]. Une telle structure, ne peut nullement échapper au contrôle des plus grandes puissances sauf si à dessein on voudrait verser dans un idéalisme extrême.

C'est par le truchement de son financement que va s'établir ce contrôle. C'est ce qui fait dire à Alison Katz ce qui suit : « l'OMS a en effet été « capturée », mais pas par la Chine. Après quatre décennies de restructuration néolibérale, l'organisation a été plus ou moins privatisée. Elle a perdu le contrôle de son budget et se retrouve captive d'intérêts privés. Les politiques de santé internationale sont aujourd'hui dirigées par des États membres puissants, leurs sociétés transnationales, les institutions internationales financières, les fondations philanthro-capitalistes et le Forum économique mondial. Parmi ces États, il est indéniable que la Chine, avec un peu moins d'un cinquième de la population mondiale, une immense capacité industrielle et un pouvoir économique croissant, va jouer un rôle de plus en plus important dans le système multilatéral, y compris au sein des agences onusiennes telles que l'OMS. »[102]

Si à l'origine les cotisations des États membres étaient majoritaires dans la composition du budget de l'OMS,

---

[101] *Ibid*-99, p. 96.

[102] Alison Katz «L'OMS est captive, mais pas de la Chine», Le courrier, l'essentiel autrement, dimanche 24 mai 2020, https://lecourrier.ch/2020/05/24/loms-est-%e2%80%a8captive-mais-pas-de-la-chine/.

l'explosion des dons, durant ces dernières années, a complètement rééquilibré la balance. En 2016 par exemple, 80 % des financements de l'organisation provenaient de contributions privées. Parmi les plus généreux, les États-Unis et la Grande-Bretagne qui accordent des subventions supplémentaires au-delà de leurs cotisations, mais aussi la fondation Bill & Melinda Gates ainsi que la fondation GAVI Alliance. Antoine Flahault, directeur de l'Institut de Santé Globale de la Faculté de Médecine à l'Université de Genève, souligne à ce propos : « Si un jour on éradique la polio de la planète, on pourra le devoir en grande partie à la Fondation Bill Gates. En revanche, l'OMS est moins libre, parce que les dons vont orienter la politique là où le donateur souhaite l'orienter, puisqu'il donne pour une cause. Il ne donne pas pour l'OMS [103]

Cette quête d'hégémonie au sein de l'OMS interpellait ainsi certes toutes les grandes puissances et les financiers privés, mais surtout la première puissance mondiale. L'Amérique en effet, s'est toujours distinguée, par la promptitude et le volume important de ses subventions dans les efforts mondiaux pour juguler les crises, notamment les crises sanitaires comme récemment les épidémies du VIH et Sida, de choléra en Haïti et d'Ébola en Afrique et présentement du coronavirus. Le gouvernement américain demeure le principal partenaire de la plupart des pays du Sud, Africains en particulier, dans leurs efforts de renforcement de leur système de santé publique. L'USAID, le Center for Disease Control (CDC) et l'Agence de défense et de réduction des menaces « Defense Threat Reduction Agency (DTRA) », dans le cadre de l'agenda

---

[103] L'OMS sous l'influence des donateurs ? Publié le 14 juin 2017 - 08:42 - Mise à jour le 23 juin 2017 - 12:58, Par Carenews INFO - https://www. carenews.com/fr/news/8184-lu-l-oms-sous-l-influence-des-donateurs

de sécurité sanitaire mondiale « Global Health Security Agenda » des États-Unis, ont apporté leur assistance substantielle aux autorités des pays en développement.

C'est pour toutes ces raisons qu'il y a eu le désarroi qui s'est emparé du monde entier à la survenue inopinée du covid-19 en décembre 2019 et qui très vite répandue dans le monde entier en moins d'un mois. Malgré les moyens techniques, technologiques et financiers impressionnants de la Chine, classée deuxième puissance mondiale de fait, les experts de l'OMS devaient néanmoins être à côté pour soutenir les efforts extraordinaires du pays pour contrôler cette épidémie. Le gouvernement a pu construire trois hôpitaux de plus de 1000 lits chacun en moins de deux semaines dans la ville de Wuhan épicentre du nouveau coronavirus pour traiter les patients. La prévention de la transmission avait nécessité la mise en confinement de la province de Hubei peuplée de 58 millions d'habitants environ et la mise en quarantaine de la ville de Wuhan (11,8 millions d'habitants). Ce n'est qu'en détectant le problème et en le signalant dans les toutes premières heures qu'il a été possible de déployer les experts et les ressources les plus appropriés pour tenter sans y parvenir de prévenir ou d'enrayer la propagation internationale de la maladie »[104].

La pandémie que ce virus a ainsi créée a fait perdre les repères et les références traditionnelles pour encore une fois mettre en cause le leadership mondial de la santé. La solidarité mondiale face à la menace a été mise à rude épreuve. La Chine dès le début s'est déclarée autosuffisante

---

[104] Extrait du document de fond sur le thème de la Journée internationale de la santé 2007 : Investir dans la santé, bâtir un avenir plus sûr : http://www.who.int/worldhealth-day/files/2007/issuespaper_final_lowres _fr.pdf

et ne voulait pas d'aide. Le guide suprême chinois clamait à qui voulait l'entendre qu'il avait les moyens requis pour juguler seul la crise. C'est ce qu'il avait fait avec des démonstrations de capacités de riposte impressionnantes à tous égards face à l'épidémie devenue pandémie plus tard. Des hôpitaux géants, des centaines de lits ont été construits en moins de 15 jours, des robots qui distribuaient les repas à des patients hospitalisés, un confinement de toute une région de millions d'habitants, la désinfection des rues par pulvérisation d'aseptique et autres mesures spectaculaires. L'épidémie a été sous contrôle en moins d'un mois grâce à l'expertise nationale en donnant néanmoins à l'OMS tout le crédit de parler elle seule au reste du monde pour aussi légitimer et valider les mesures que les Chinois mettaient en œuvre.

Le virus ayant une capacité de propagation extérieure extraordinaire avait vite gagné les autres continents en moins de 45 jours. L'OMS était ainsi amenée à qualifier l'épidémie d'abord de crise de portée mondiale puis d'une réelle pandémie. Les frontières entre les pays étaient fermées en cascade, les aéroports également, sans tenir compte au début des directives de l'OMS. Malgré ces efforts fournis pour stopper la dissémination du virus dans le monde, l'épidémie se propageait à une vitesse presque supersonique nécessitant une meilleure coordination entre tous les pays du monde et une gouvernance éclairée exceptionnelle. C'était au contraire au début le sauve-qui-peut et le démon des souverainetés étatiques et les égoïsmes nationaux avaient resurgi partout même dans les grands groupes que l'on considérait très bien soudés comme l'Union européenne. Chaque État consacrait toutes ses capacités pour répondre aux insuffisances de son système sanitaire et social pour d'abord et avant tout faire face à la menace en interne. En Europe, l'Italie qui a été la plus durement frappée au tout début n'a pas eu l'assistance spontanée attendue de ses pairs.

Les pays entraient en compétition pour accéder aux moyens de protection les seuls disponibles faute de traitement et de vaccins comme les masques, les tests diagnostiques, les respirateurs et les médicaments, même si pour ces derniers on avait aucune preuve de leur efficacité. Les Chinois, les premiers touchés semblaient avoir un monopole sur les équipements médicaux. On se souvient de l'acte hautement condamnable des États-Unis d'avoir eu à saisir les commandes d'autres pays en offrant des prix plus élevés. Ce n'est que plus tard que les pays européens, quand la Chine était déjà venue au secours de certains parmi eux, se sont ressaisis pour commencer à s'entraider et à réactiver leurs mécanismes de solidarité contenus dans leurs divers accords.

Les grandes puissances y compris l'Amérique, la première puissance mondiale, qui avaient toujours eu l'ambition de protéger le monde entier, ont été les plus durement frappés par le virus. Le nombre de sujets atteints et de morts étaient plus qu'inquiétant. Ils se comptaient en millions de cas et les décès en milliers. Le taux de létalité différemment calculé selon les pays variait de 1 % (voire moins) à 11 % selon que les décès étaient rapportés à tous les contacts testés positifs ou uniquement à ceux qui avaient présentés des signes de la maladie.

Les prévisions de l'hécatombe dans les pays du Sud allaient bon train dans la presse alimentée par certains experts européens et même ceux de l'OMS. L'Afrique curieusement n'avait enregistré qu'environ entre 3 % des cas et autour de 1 % des décès après 6 mois d'évolution de la pandémie. L'hécatombe prédit n'était jamais venue. Cela inquiétait les prédicteurs qui pensaient qu'un tel fléau surtout dû à agent microbien, un virus, devait trouver en Afrique son terrain de prédilection. La situation observée était inattendue et suscitait beaucoup d'interrogations et de supputations. Les pays du Sud, africains surtout, où sévissent encore les grandes endémies et d'où, pour beaucoup, partaient généralement les épidémies, avaient eu moins de cas et surtout moins de cas de décès pendant plusieurs mois. Cet état de fait était d'autant plus incompréhensible que ces pays pauvres étaient les moins outillés pour faire face à n'importe quelle crise sanitaire. Leur situation pouvait et devrait être aggravée par la défaillance de leurs systèmes de santé, l'insuffisance de leurs ressources financières et humaines. À cela il faut ajouter l'indisponibilité des médicaments de bonne qualité, sûrs et efficaces dans le continent africain, surtout dans les pays subsahariens. Tout ce qui logiquement devrait aggraver la pandémie chez eux. Il était apparu cependant, qu'il n'avait ni vaccin et ni traitement spécifiques efficaces prouvés pendant au moins les six premiers mois.

Les seules solutions recommandées par les experts occidentaux et ceux de l'OMS, en application partout, étaient l'hygiène individuelle et collective - des mains essentiellement, le port de masque, la distanciation physique de 1 mètre au moins, le confinement dans les maisons et surtout l'identification rapide de tous les contacts, les tester, isoler les porteurs asymptomatiques de la maladie, hospitaliser et traiter le plus précocement les sujets testés positifs présentant des signes de la maladie. Les Africains avaient alors les mêmes chances que tous les autres pays, malgré leur état de pauvreté, pour faire face, pourvu simplement qu'ils réussissent le défi de l'organisation, de la discipline et du leadership au niveau étatique qui garantissaient l'application avec succès de ces mesures.

Les réactions individuelles et même collectives notées dans les pays du Sud, en particulier en Afrique, ont été bien appréciées. Les Africains semblaient être bien préparés en appliquant les leçons tirées de l'expérience récente de 2014 avec l'Épidémie due au Virus Ébola. On notait ainsi des efforts importants l'auto-prise en charge avec des succès notés çà et là dans certains pays. Les regroupements sous régionaux donnaient également quelques signes d'espoir. Certains pays africains avaient affiché un engagement résolu pour compter principalement sur leurs propres ressources d'abord et ont démontré un leadership interne fort face à la pandémie. C'était le cas des pays comme le Maroc, le Rwanda, le Ghana, l'île Maurice, le Botswana et quelques autres qui, par leur politique de santé, ont montré ces dernières années une certaine détermination de vouloir se passer à court ou moyen terme de l'aide internationale en santé.

Les Africains dans leur grande majorité soutenaient qu'avec l'Union africaine, et ses 4 commissions économiques, l'Afrique dispose des mécanismes socio-culturels appropriés pour faire face à la pandémie. En plus, s'agissant de la gouvernance sanitaire locale le continent dispose maintenant du Centre africain pour le Contrôle et la Prévention des Maladies « CDC Afrique ». Elle est une institution technique spécialisée de l'Union africaine, créée en 2016 et officiellement lancée en janvier 2017, pour soutenir les initiatives de santé publique des États membres et renforcer la capacité de leurs institutions de santé publique à détecter, prévenir, contrôler et répondre rapidement et efficacement aux menaces de maladies. CDC Afrique aide les États membres de l'Union africaine à fournir des solutions coordonnées et intégrées aux insuffisances de leurs infrastructures de santé publique, de leurs capacités en ressources humaines, de la surveillance des maladies, des diagnostics en laboratoire, ainsi que de la préparation et de la réponse aux urgences sanitaires et aux catastrophes. L'institution sert de plate-forme aux États membres pour partager et échanger des connaissances et des enseignements tirés des interventions de santé publique.

Le continent a aussi à sa disposition l'Organisation ouest-africaine de Santé qui est une institution spécialisée de la Communauté économique des États de l'Afrique de l'Ouest (CEDEAO) en charge des questions de santé. À ces structures on peut ajouter les divers mécanismes politiques, sociaux et scientifiques à travers les différentes sociétés savantes africaines dont celle qui s'occupe expressément des maladies transmissibles qui est la Société africaine des Pathologies infectieuses. La crise sanitaire a révélé néanmoins le besoin de renforcer les espaces sous-régionaux pour les rendre plus forts et capables de satisfaire immédiatement et efficacement les besoins des pays en cas de crise.

Malgré l'existence de ces moyens locaux et l'engagement fort de certains de ses leaders, l'Afrique ne pouvait pas déroger à la règle avilissante, quoi que l'on puisse en dire, de tendre la main à l'aide internationale. C'est la France, que d'aucuns accusent, à tort ou à raison, d'avoir grandement contribué à l'appauvrissement du continent, qui va se positionner comme le pays le plus sensible à cette pauvreté, pour plaider sa cause au sein de différentes instances multilatérales et régionales (G7, G20, Union européenne), en collaboration avec l'Union africaine. Ne l'oublions pas, comme nous rappelle, Dominique Kerouedan, que s'il s'agit spécifiquement de santé, « le rôle de la France en faveur en Afrique s'inscrit dans le prolongement de l'histoire coloniale du service de santé des armées et du dispositif bilatéral du Ministère de la Coopération aux lendemains des indépendances jusqu'à la fin des années 1990 »[105]. Elle demandera ainsi, dans le cadre de cette pandémie, que les besoins spécifiques à l'Afrique soient pris en compte. Elle insistera en particulier pour que cela se fasse à travers un accès facilité aux produits de santé issus de la recherche sur le virus (tests, traitements et futur vaccin). La France a aussi été à l'origine de l'Initiative internationale pour répondre à l'impact du Covid-19 en Afrique, lancée par l'appel de 18 chefs d'État et de Gouvernement africains et européens, dont le Président français, qui demandait l'annulation ou à défaut l'allègement de la dette africaine. Cette initiative comprend également le soutien aux systèmes de santé africains, le soutien à la recherche africaine, le soutien humanitaire et le soutien économique[106-107].

La Chine pour avoir été le premier pays atteint faisait prévoir « de facto » un certain leadership technique au niveau mondial dans la mesure où les directives venaient principalement de son expérience cautionnée par l'OMS. C'était le premier pays à faire face au virus, à établir son séquençage très rapidement et qui apparemment semblait l'avoir contrôlé en interne en moins de trois mois par l'application des mesures listées plus haut. La mesure du confinement, un des moyens phares de la panoplie des mesures chinoises, était difficilement applicable dans les

---

[105] Dominique Kerouedan, « La santé en Afrique : pourquoi la France et l'Europe devraient être plus engagées », Field Actions Science Reports [Online], Special Issue 4 | 2012, Online since 31 January 2012, connection on 30 April 2019. URL : http://journals.openedition.org/factsreports/1238.

[106] Ada Pouye, inventer une riposte africaine au Covid-19, https://www.seneplus.com/opinions/inventer-une-riposte-africaine-au-covid-19.

[107] COVID-19 : l'aide à l'Afrique, *(5 mai 2020)* https://www.diplomatie.gouv.fr/fr/dossiers-pays/afrique/evenements/ article/covid-19-l-aide-a-l-afrique.

pays pauvres où la majeure partie de la population vit au jour le jour de sa production journalière. Une infime partie des Africains par exemple ont les moyens de s'abstenir de travailler pour vivre de leurs réserves pendant quelques mois. L'absence de mesures scientifiquement éprouvées pour s'attaquer au virus soit pour s'en prévenir ou traiter les sujets atteints a rendu la mission de l'OMS d'orientation et de coordination de la lutte au niveau mondial pratiquement impossible.

Les experts semblaient tâtonner sur les orientations que devait proposer l'organisation aux pays. Les scientifiques du monde entier sont divisés plus qu'ils ne l'ont jamais été. Ils ne parlaient pas le même langage non seulement sur l'impact possible des mesures de protection à appliquer au niveau national régional et mondial mais aussi et surtout sur la thérapie à employer ou plus tôt à tester et selon quelle démarche. Les décideurs politiques devaient obligatoirement s'y mêler car la crise était certes sanitaire au départ, mais elle était devenue très vite politique, sociale et surtout économique. La crise sanitaire était finalement devenue un moyen de tester et de valider la capacité des gouvernants à protéger sanitairement, socialement et économiquement leurs peuples. C'était cette dimension de la problématique qui a vite réveillé les questions légitimes de souveraineté nationale et rendu pratiquement impossible le fonctionnement normal d'une gouvernance mondiale.

Pour les élus, c'était une question de survie politique. Chaque gouvernement avec ces experts nationaux, même divisés, devaient élaborer les mesures spécifiques à appliquer pour le pays, pour n'évoquer l'OMS, pour faire valoir, que quand ils n'avaient pas de solution spectaculaire qui donne au moins l'impression de pouvoir donner des résultats à moyen ou long terme. Le profil, le niveau d'expertise et la sincérité de chaque décideur au haut niveau transparaissaient clairement à travers les mesures édictées et la manière de la faire appliquer.

L'Amérique dépitée par le leadership mondial de la santé qui lui filait entre les doigts a mis en exécution sa menace de se retirer de l'OMS pour aller seule. Ce fut un choc le 14 avril 2020, jour où les États-Unis d'Amérique ont annoncé la suspension de leurs versements de 553 millions de dollars à l'OMS, en attendant une enquête sur les modes de gouvernance de l'organisation onusienne. Son départ avait inquiété tout le monde car, en tant que première puissance mondiale, elle finançait la plus large part du budget de l'organisation. Cette rupture intervenait au moment où la quête de solidarité mondiale renouvelée commençait à réapparaitre dans les discours des décideurs politiques partout. Une gouvernance unifiée reposant sur une solidarité agissante était ce que tous les pays en se ressaisissant réclamaient de tous leurs vœux. Les spécialistes interpellaient les décideurs en martelant que la pandémie ne pouvant être jugulée qu'à l'échelle planétaire et que des mécanismes de solidarité inspirés des expériences passées dans la lutte contre le VIH & SIDA s'imposaient.

Les pouvoirs du coordonnateur mondial qu'est l'OMS s'effritait de jour en jour. Ses prédictions d'hécatombe pour l'Afrique ne semblaient pas se traduire dans les faits et contribuaient à son affaiblissement, tout au moins en Afrique. Pire, elle s'opposait aux traitements à partir des plantes auxquelles les populations de beaucoup de pays africains adhéraient faute de mieux. Ainsi, le covid-organic malgache tiré d'une plante dénommée Artemisia, utilisée jusque-là avec succès contre le paludisme, et l'Apivirine du professeur béninois Valentin Agon, n'étaient pas approuvés par l'OMS[108]. Ils étaient néanmoins largement vulgarisés surtout en Afrique de l'Ouest. Les Africains, pour toutes ces raisons, menaçaient de lui tourner le dos au moment où l'Amérique a suspendu son financement et que l'organisation est critiquée par beaucoup d'autres pays au Nord comme au Sud. L'attitude sur cette question a ainsi, sans certainement le vouloir, réveillé l'opposition sans lendemain entre la légitimité traditionnelle et la légitimité rationnelle légale.

La Fondation pour les Nations unies et la Swiss Philanthropy Foundation ont couru au secours de l'organisation en s'associant pour mettre sur pied un nouveau fonds de solidarité pour la lutte contre la maladie à coronavirus (COVID-19). Ce fonds lèvera des capitaux auprès d'un vaste ensemble de donateurs dans le but de financer l'aide que l'OMS et ses partenaires apportent aux pays pour faire face à la pandémie de COVID-19[109].

Le secrétaire général de l'Organisation des Nations unies (ONU), malgré les critiques contre l'OMS qui fusaient de partout, continuait de rappeler avec persistance que cette pandémie était sans précédent. Il invitait en mars 2020 tous les acteurs à « affronter ensemble un ennemi commun » invisible. Il était logique qu'un tel appel, même tardif, trouve une réponse rapide de la part de tous les États pour assurer une coordination internationale face au covid-19. Il insistait sur la nécessité de développer une solidarité mondiale tant attendue. La gravité de la

---

[108] L'Apivirine un traitement contre le coronavirus ? In https://www.dw.com/fr/lapivirine-un-traitement-contre-le-coronavirus/a-53205970.

[109] OMS-L'OMS, la Fondation pour les Nations unies et leurs partenaires créent le premier fonds de solidarité pour la lutte contre la COVID-19, 13 mars 2020, Communiqué de presse, OMS https://www.who.int/fr/news-room/detail/13-03-2020-who-un-foundation-and-partners-launch-first-of-its-kind-covid-19-solidarity-response-fund.

situation, la vitesse de propagation du virus et la hausse du taux de mortalité dans plusieurs pays du Nord exigeaient, désormais, une « centralisation » de la gestion de la crise au niveau international. L'ONU alors avec toutes ses entités, semblait ainsi être la structure la mieux placée pour remplir cette mission. D'ailleurs, l'article premier de la Charte des Nations unies (NU) lui assigne notamment pour but : « Être un centre où s'harmonisent les efforts des nations vers des fins communes ». Or le monde, aujourd'hui, partage un même objectif, celui d'éliminer le virus et juguler sa propagation malgré les différences dans la gestion de la lutte. Nous pensons que cette centralisation de la gestion de la crise Covid-19 facilitera son élimination et évitera de probables « conflits » qu'englobent plusieurs politiques suivies par certains États. Il se trouve aussi que de nombreux États n'ont pas la capacité de prendre en charge toutes les personnes testées positives au covid-19 dans des établissements de santé spécialisés. Alors, il était primordial qu'une solidarité mondiale intervienne face à la situation dramatique dans plusieurs États. Certes, plusieurs entretiens entre les chefs d'États ont été menés pour exprimer certaines initiatives de coordination et coopération contre le virus.

L'ONU devait, devant cet errement qui pourrait être perçu comme une carence de leadership, prendre la gouvernance mondiale de la lutte contre ce fléau. Elle avait mandaté l'OMS pour qu'elle opère une coordination avec l'Organisation mondiale du commerce (OMC) pour « sanctionner » tout monopole en temps de crise pour permettre à tous les États de lutter efficacement et convenablement contre le Covid-19 proportionnellement à la population touchée. L'ONU devait ainsi assurer une coordination efficace et pouvoir sanctionner les grands manquements préjudiciables à l'intérêt commun au niveau mondial. Les voies et moyens d'appliquer efficacement ces sanctions demeuraient bien évidemment un véritable dilemme. Cette pandémie aura ainsi offert l'occasion aux nations libres, membres de l'OMS, de reposer de plusieurs manières l'urgence de trouver une solution idoine à cette épineuse question de la gouvernance mondiale de la santé, le bien public que nous partageons tous.

CONCLUSION

La coopération internationale en santé, comme nous l'avons vu tout au long des différents chapitres de ce travail, est un enjeu mondial extrêmement complexe. La mondialisation des phénomènes de la vie et la nature de bien public mondial de la santé semblent nous y obliger. Nous reconnaissons avec l'OMS que la coopération entre les pays facilite la résolution des problèmes qui leur sont communs. Elle permet un échange des savoirs et des meilleures pratiques[110].

Nous admettons avec Dedier Gobbers que la coopération est une exigence des temps modernes, comme nous l'avons dit en introduction. Cependant, force est de reconnaître qu'elle nécessite la satisfaction de certaines conditions. Cela est bien reconnu par l'OMS elle-même. Selon l'organisation onusienne, la coopération (entre pays) se manifeste autour de trois vecteurs communs : (1) l'existence de problèmes communs qui dépassent les frontières nationales ; (2) des éléments communs sur le plan politique, culturel, religieux et économique qui favorisent l'intégration ; (3) la participation inter-pays à

---

[110] OMS, Coopération de l'OMS avec les pays, Organisation mondiale de la Santé, Avenue Appia 20 1211 Genève 27, SUISSE in https://www.who.int/country-cooperation/what-who-does/inter-country/fr/.

des processus régionaux et/ou mondiaux[111]. Tel n'est pas ce qui lie les pays du Sud et les pays industrialisés. Ce rapport existe entre pays développés entre eux ou entre les pays du Sud entre eux – dans le cadre de ce qui est appelé bien à propos, coopération Sud-Sud. Quand il s'agit de décrire, objectivement les relations qui existent dans ce cadre, entre les pays industrialisés et les pays du Sud, il est plus exact de parler d'aide ou d'assistance ou de soutien en matière de santé. Le terme consacré, apparemment admis par tous, est alors l'aide internationale en santé des pays développés aux pays du Sud.

La vraie problématique que pose cette aide internationale en santé dans les pays du Sud, africains en particulier, n'est nullement en rapport avec ses diverses justifications évoquées. Elle est essentiellement liée à sa durée avec la tendance à l'augmentation inquiétante qu'elle prend en ces débuts du 21e siècle. Il est facilement compréhensible qu'au lendemain de la colonisation qu'ont subie presque tous les pays du Sud, qu'il soit nécessaire voire indispensable ou même obligatoire que les pays industrialisés leur viennent en aide, surtout dans ce domaine essentiel de la santé. Cela est d'autant plus justifié que la plupart de ces pays, industrialisés maintenant, étaient d'anciens colonisateurs. Ils ont tous, d'une manière ou d'une autre, grandement bénéficié du fait colonial. Cette assistance ne devrait point se concevoir pour durer à l'infini comme cela semble l'être. Hé oui ! c'est l'impression qui se dégage de l'observation de l'évolution du volume de cette aide depuis les années 1990. Elle devrait être transitoire, le temps pour les pays concernés de se ressaisir et de mettre en place les mesures idoines pour se prendre en charge de manière responsable et digne. Cela permettrait d'obtenir,

---

[111] *Ibid*-28, p. 34.

au moins dans ce secteur, une auto-détermination effective et une réelle indépendance.

Ce n'est qu'en ce moment que ces pays pourront établir une véritable coopération avec les autres en travaillant ensemble pour un bénéfice commun clairement défini. La coopération ou plutôt l'aide, telle qu'elle se dessine présentement, engrange plusieurs dimensions qui ne sont pas nécessairement explicitées à première vue. Elles sont d'ordre économique, humanitaire ; moral et social et aussi politique.

La santé en soi-même est un domaine loin d'être simple ; que ce soit au niveau individuel, collectif ou étatique. La Déclaration universelle des droits de l'homme de 1948, dans son article 25, précise bien que « toute personne a droit à un niveau de vie suffisant pour assurer sa santé, son bien-être et ceux de sa famille [...] ». Nous reconnaissons avec les économistes que la santé peut aussi être perçue comme un Capital, un bien durable. Il est alors le capital le plus précieux que peut posséder un être humain pour produire des biens et des services. Sa gestion dans ce cas, au niveau individuel ou collectif, ne devrait souffrir d'aucun manquement. Chaque individu devrait normalement chercher tous les jours les voies et moyens de bien protéger ce capital précieux, ne serait-ce que pour optimiser sa productivité et son développement individuel. L'identification des menaces à la santé, vues comme facteurs de risques et les facteurs protecteurs devraient être une préoccupation constante de tout être, quel que puisse être l'endroit où il vit nonobstant son niveau socio-économique. C'est bien souvent une question de bon sens plus que celle de posséder une quelconque expertise en santé à proprement parler. Une telle préoccupation au niveau individuel devrait se refléter également au niveau des groupes et plus précisément au niveau des États. Ces derniers, dit-on, n'ont que des intérêts et celui économique en premier. Ce désir de bien gérer ce capital allait se traduire par une quête perpétuelle d'indépendance au niveau individuel et collectif. On devrait considérer que la gestion de ce capital essentiel est tellement importante qu'elle ne saurait été confiée à quelqu'un d'autre qu'à soi-même. Ainsi, on constate que c'est même très risqué de dépendre de quelqu'un, quelles que puissent être vos relations de parenté ou d'amitié, pour vous assurer la garantie de votre Capital santé. C'est une preuve de manque de sens des responsabilités vis-à-vis de soi-même et si c'est un groupe ou un État vis-à-vis du groupe ou de l'État en question.

Il est difficilement compréhensible alors, que les gouvernants des États dits en voie de développement, n'aient pas très tôt identifié la gestion de la santé de leur population comme la voie fondamentale pour optimiser leur productivité. Elle est un domaine de souveraineté primordiale qui relève de leur responsabilité régalienne. Aucun dirigeant responsable, soucieux de l'indépendance et du développement de sa population, ne peut accepter de faire dépendre de l'aide extérieure, la gestion de la santé de son peuple. Ils doivent savoir que la santé est un capital, un bien crucial, que l'on peut maintenir voire accroître par des investissements. C'est la première voie de garantie de la souveraineté d'un État responsable. Elle se situerait au même niveau voire au-delà du manger et du boire, qui en sont des composantes essentielles.

La perception de la santé sous l'angle d'un Capital, d'un bien de production, est vite comprise par tout hégémoniste. Les colonisateurs l'avaient bien exploité très subtilement. La médecine coloniale destinée aux esclaves servait surtout à produire et à maintenir en bonne santé le plus longtemps possible les plus robustes, producteurs et guerriers, par des mesures préventives. Cela permettait d'accroître leur productivité et leur rendement. Le récit de

Guillaume Lachenal à ce sujet dans « la colonisation par le sabre et le stéthoscope » est très édifiant. Il y rapporte une citation du docteur Henri Koch qui disait : « les habitants de ce pays (le Cameroun) se présentent à nous, encore imprégnés de leurs coutumes barbares des temps passés, comme un magnifique champ de belles et humaines expériences. » Il y poursuivit par cette précision : «… dans le programme appliqué par le docteur David, il y avait la détection des femmes enceintes dans les villages, et leur hospitalisation forcée pendant 45 jours (pour qu'elles échappent aux corvées coutumières et reçoivent des conseils sur l'hygiène alimentaire du nouveau-né), tout en étant elles-mêmes nourries de manière abondante et équilibrée. Cette méthode a permis aux enfants de gagner 500 à 600 grammes de poids de naissance. Certes, on peut aussi voir dans cet effort – la volonté de « faire » des cultivateurs (pour les plantations) et des tirailleurs (pour la guerre), mais était-ce vraiment la principale motivation des médecins de l'époque, quand ils étaient affectés dans des contrées reculées du continent africain ?»[112]. Manifestement, comme cela est signalé dans beaucoup d'autres ouvrages de cette époque, la motivation profonde de cette assistance exceptionnelle aux femmes enceintes était de leur faire produire des esclaves en bonne santé, suffisamment robustes, pour servir dans les plantations et pour les guerres. Nous évoquons tout cela pour insister sur notre argumentaire et montrer l'importance toute particulière de la santé en tant que bien dont le maintien, l'accroissement ou la restauration ne devrait en aucune façon dépendre d'une assistance extérieure intéressée.

---

[112] Lachenal, Guillaume, *La colonisation par le sabre et le stéthoscope, Le médecin qui voulut être roi. Sur les traces d'une utopie coloniale.* Paris : Seuil, 2017 https://www.espacestemps.net/en/articles/la-colonisation-par-le-sabre-et-le-stethoscope/.

Les donateurs contemporains de l'aide sanitaire internationale n'ignorent pas non plus cette dimension essentielle de la santé même si de manière explicite sa justification est ailleurs. La production de biens et de services des pays est naturellement corrélée à l'état de santé de leurs producteurs, leurs populations. L'impact économique des épidémies et des grandes endémies sont là pour nous le prouver chaque jour. Présentée de la sorte, il devient encore plus clair et plus évident, que l'indépendance en matière de santé est une condition sine qua none de l'indépendance économique et sociale. L'exemple des plus grandes nations du monde nous l'ont montré à suffisance. Leur première garantie de souveraineté nationale a toujours été partout l'assurance de la protection sanitaire des forces productrices de leur population.

La santé, lorsqu'en revanche est vue sous l'angle de la souffrance, elle suit la définition des épidémiologistes qui l'apprécient en termes de taux de morbidité, de mortalité et d'invalidité. Il est clair que de cette manière nous mesurons la santé par ce qu'elle n'est pas ; la maladie, la mort ou l'invalidité. C'est cette perspective qui est universellement la plus utilisée pour apprécier l'état de santé d'une population. Elle permet de s'appuyer sur un aspect mesurable de la santé d'une population donnée pour ainsi pouvoir suivre les différentes étapes de son évolution dans le temps. C'est aussi de cette manière que l'on peut comparer l'état de santé des pays entre eux. Elle donne une idée claire de l'ampleur et la gravité des problèmes de santé qui se posent. Cette perspective est mise au-devant dans le cadre de l'aide sanitaire internationale aux pays pauvres.

Cette aide est justifiée dans l'entendement de beaucoup, au nom de la solidarité mondiale, par le mauvais état de santé des populations des pays du Sud, la faiblesse de leurs moyens pour y répondre ainsi que les innombrables facteurs de risque auxquels ils sont confrontés au quotidien. Dans ce cadre, même si la relation de la santé avec la productivité humaine est maintes fois évoquées dans les discours politiques, c'est l'aspect social-humanitaire, qui touche les cœurs, qui est mis en exergue. L'histoire de l'aide sanitaire internationale, née du travail élogieux des premiers missionnaires, plaide en faveur de cette vision de la santé. Tout porte à croire, que vue sous cet aspect, centrée sur une volonté noble de porter une assistance à la souffrance des autres, elle ne devrait poser aucune inquiétude quelle que puisse être sa durée.

La réalité est tout autre quand il s'agit d'engager les moyens d'un État pour assister un autre État. Le principe sacro-saint qui dit que « les États n'ont pas des amis mais des intérêts », va prévaloir de toute façon. L'aide d'un État à un autre, même sanitaire, ne pourra, au nom de ce principe, être en aucun cas totalement désintéressée. Les rapports de forces entre les grandes puissances et les pays sous-développés sont en défaveur de ces premiers, les plus démunis, qu'il ne leur reste que de croire à la magnanimité et au désintéressement des États donateurs. Il se pourrait aussi que cet intérêt des donateurs ne gêne en rien à court, moyen et long terme celui des bénéficiaires ou que ces derniers sont incapables de le desceller.

En réalité, les gouvernements des pays du Sud qui reçoivent ces millions de dollars d'aide sanitaire de leurs pairs des pays développés devraient y réfléchir. C'est eux particulièrement qu'il faudrait blâmer si on devait porter un jugement sur la durée avilissante de cette assistance. Leur intérêt est certainement ailleurs. Nous retombons là automatiquement sur le thème anachronique des conséquences sanitaires catastrophiques des politiques publiques inefficaces de la plupart des pays du Sud, africains singulièrement.

C'est devenu une vérité de La Palice que de dire que la santé n'est pas une priorité des politiques de développement, particulièrement en Afrique. Cela explique bien tout ce dont les populations des pays du Sud, africains surtout, se plaignent depuis leur accession à l'Indépendance. La célèbre boutade qui dit que « l'Afrique n'est pas pauvre, mais est appauvrie par ses dirigeants » résume bien le sentiment des indignés de ce qui se passe dans le continent.

Les pays africains devraient bénéficier plus que tout autre pays des expériences des pays qui les avaient colonisés, si réellement ils voulaient s'affranchir de la dépendance de l'aide sanitaire internationale. Il semble y avoir un consensus généralisé sur les mesures qui ont conduit à l'amélioration de la santé publique partout dans les pays développés. Elles seraient bien connues et appliquées dans ces pays depuis la fin du 18e siècle. Selon Michelle Garenne (un éminent démographe de l'IRD) et collaborateurs, ces mesures concernent principalement, la mise en place de la santé publique moderne dès 1860 : hygiène, assainissement et médecine préventive, le développement de la médecine curative moderne ; l'amélioration quantitative et qualitative de l'alimentation et de la nutrition. À cela s'ajoute l'augmentation des revenus qui ont permis le financement privé et public des soins préventifs et curatifs[113].

L'OMS et l'UNICEF, dans leurs glorieuses périodes des années 1970, 80 et 90 s'y étaient employés avec une admirable détermination et une clairvoyance sans faille. Sous le leadership éclairé du stratège Dr Halfdan T. Mahler

---

[113] Michel Garenne, Enéas Gakusi, Alain Lery « La transition sanitaire en Afrique subsaharienne, Centre français sur la population et le développement (Ceped), Santé publique et pays pauvres », adsp n° 30 mars 2000.

(1973-1988), troisième Directeur général de l'OMS et du visionnaire James P. "Jim" Grant, troisième Directeur exécutif de l'UNICEF (1980-1995), ces deux organisations onusiennes avaient jeté les bases de l'indépendance des pays du Sud en matière de santé. Ils leur avaient proposé des programmes pertinents qui, à moyen terme, devraient pouvoir être financés entièrement par des ressources endogènes et améliorer de manière significative et pérenne l'état de santé de leurs populations. Ces programmes reprenaient les mesures citées plus haut. Ces dernières étaient centrées sur la prévention primaire en application de la stratégie des soins de santé primaires, surtout sa composante vaccination universelle des enfants contre les maladies de l'enfance les plus meurtrières. Il est inquiétant, en ce début du 21e siècle, de constater qu'il y'a encore des pays du Sud qui dépendent de l'Alliance GAVI pour le financement de leurs programmes élargis de vaccination après 60 années d'indépendance.

Nous pouvons comprendre qu'à leur lancement, ces programmes de santé publique, conseillés et supportés techniquement par l'OMS et l'UNICEF, soient largement financés par les bailleurs de fonds étrangers - par diverses agences de coopération bilatérale et multilatérale et des ONG. On aurait pu, cependant, s'attendre à des évolutions favorables dans tous les pays, à l'image de ce qui s'était passé dans les pays européens environ un siècle auparavant. Ceux-ci avaient vécu des situations similaires, suivi les mêmes recettes et s'étaient imités les uns les autres pour progresser. Ainsi, comme le rapportent Michel Garenne et collaborateurs : « dans un pays comme la France, l'espérance de vie à la naissance est passée de moins de 45 ans en 1900, soit moins que la majorité des pays africains en 1990, à plus de 78 ans en 1999 (74,9 ans pour les hommes, et 82,3 ans pour les femmes). L'augmentation de l'espérance de vie a été assez régulière en France au cours du siècle, hormis les périodes de guerre. Elle a touché toutes les couches de la société, et a affecté tous les groupes d'âge, les gains absolus étant plus forts chez les jeunes enfants. Ainsi, la mortalité infantile en France est passée de 162 ‰ en 1900, un niveau supérieur à celui de la majorité des pays africains actuellement, à moins de 5 ‰ en 1999. »[114]

La baisse de la mortalité et l'amélioration de l'Espérance de vie a été plus spectaculaire dans les pays asiatiques. Les pays asiatiques qui ont suivi les conseils de l'OMS et de l'UNICEF en rapport avec la mise en œuvre de la stratégie des soins de santé primaires se sont aujourd'hui affranchis de la dépendance de l'aide extérieure en matière de santé publique. Ils ont atteint un niveau de santé comparable à celui des pays les plus industrialisés. Amat-Roze Jeanne-Marie rappelle à ce propos que « les pays qui formaient le Tiers monde en 1950 partageaient les mêmes ordres de grandeur des valeurs des indicateurs sanitaires. Un demi-siècle plus tard, cet ensemble porte les plus forts contrastes du monde. L'Afrique subsaharienne n'a pas pu suivre les rythmes d'évolution observés en Asie ou en Amérique latine. Ses progrès ont été plus lents et plus irréguliers. Entre 1950-55, l'Afrique avait un niveau de mortalité des enfants proche de celui de l'ensemble des pays en développement, mais, à la fin du siècle, il est près de 70 % plus élevé[115]. C'est ce que confirme en le déplorant le président Ghanéen, Nana Akufo-Addo, quand il disait en novembre 2017 ceci : « je me pose souvent la question : pourquoi la Corée du Sud, la Malaisie et Singapour, qui

---

[114] *Ibid*-116, p. 110.

[115] Cherkaoui M. Les évolutions contrastées de la mortalité des enfants en Afrique de 1950 à 2000 / Vimard P.,– Série Population-Santé. Document de recherche n° 16. Laboratoire Population-Environnement-Développement, 2010. 22 p.

ont acquis leur indépendance en même temps que nous et qui, en 1960, avaient un revenu par tête inférieur à celui du Ghana, appartiennent-ils aujourd'hui au premier monde et nous au troisième ? Je ne vois pas d'autre réponse que celle-ci : c'est notre responsabilité, pas celle des autres. »[116]

Durant les décennies 1980 et 1990, des blocages, voire des marches arrière, traduction d'un complexe de crises traversées par les États, ont cassé la dynamique observée quelques années plus tôt[117]. Certes, on pouvait s'attendre à des différences de vitesse dans la baisse de mortalité observée en Amérique latine et dans les pays asiatiques, mais pas du tout au niveau de la dépendance de l'aide extérieure que continuent d'afficher les pays africains, surtout ceux situés au sud Sahara. Une amélioration rapide et spectaculaire du niveau de santé a été notée dans les pays asiatiques, en particulier en Chine. L'État chinois avait investi beaucoup plus massivement dans le secteur de la santé que les autres pays dès 1950. Cela lui a permis d'avoir les résultats que l'on constate de nos jours. Michelle Garenne et collaborateurs nous ont rappelé à juste raison « qu'on a facilement tendance à oublier le rôle de l'État dans la santé publique et la transition sanitaire. Pourtant, c'est un effort continu du gouvernement central

---

[116] *François Soudan*, « La leçon de Nana Akufo-Addo », *Jeune Afrique*, François Soudan, directeur de la rédaction de Jeune Afrique, 11 décembre 2017 à 10h27 |Mis à jour le 19 mars 2018 à 12h06, https://www.jeuneafrique.com/mag/500900/politique/la-lecon-de-nana-akufo-addo/.

[117] Amat-Roze Jeanne-Marie. La santé en Afrique sub-saharienne, entre avancées, recul et renouveau (Health in sub-Saharan Africa, between progress, setbacks andrenewal). In: Bulletin de l'Association de géographes français, 87e année, 2010-1. 1960-2010 : 50 ans d'indépendances africaines. pp. 105-118; doi : 10.3406/bagf.2010.8184 http://www.persee. fr/ doc/ bagf_0004-5322_2010_num_87_1_8184.

qui a permis de mettre en place l'excellent système de santé dont jouissent les populations des pays développés »[118].

L'aspect le plus pernicieux de l'aide sanitaire internationale est le fait qu'elle fait perdurer la dépendance et la subordination à travers le prisme de la poursuite de l'acculturation initiée durant la période coloniale. C'est par ce moyen que l'aide conduit à la reproduction des modèles des systèmes de santé des pays donateurs. Cela va de la copie de la structuration des systèmes de santé de ces pays, au choix de leurs types d'équipement à y installer et à l'imitation de leurs procédures à y employer. L'expertise transférée est calculée et limitée aux compétences que les gouvernements des donateurs considèrent que les assistés devraient posséder. Ils considèrent que le reste des compétences qu'ils n'auront pas leur sera fourni par l'assistance technique comprise dans l'aide. Cela va jusqu'au niveau du crédit à accorder à la performance et la qualité des travaux des acteurs locaux de la santé. Les résultats de leurs travaux, non sponsorisés et non cautionnés par les experts internationaux qui supportent la mise en œuvre de l'aide, ne seront pas publiables dans leurs revues scientifiques.

Les pays donateurs gardent avec eux le niveau d'expertise le plus pointu et le plus élevé. Le transfert des compétences initié depuis les premières années des indépendances n'a pas encore donné les résultats souhaités. Les grands laboratoires et les grands instituts de recherche installés dans les pays du Sud tels que les instituts pasteurs, l'IRD et autres doivent absolument être gérés au niveau stratégique par les grandes puissances, même si au niveau opérationnel ils recrutent et forment quelques cadres locaux. C'est de cette manière que les grandes puissances

---

[118] *Ibid*-108, p. 102.

pourront plus sûrement continuer de contrôler les stratégies de lutte contre la propagation de micro-organismes transmissibles qui peuvent menacer la sécurité sanitaire du monde. Il est à leur niveau très difficile, certainement à juste raison, d'avoir confiance au leadership local des pays du Sud, dans ces lieux stratégiques de lutte contre les crises sanitaires épidémiques ou endémiques.

Les politiciens africains sont bien souvent accusés de manquer de sens de la citoyenneté et de la conscience du risque que font peser ces fléaux au niveau mondial. Il ne serait pas étonnant de voir certains parmi eux détourner les fonds alloués à ces institutions de grande importance à des fins personnelles. Mieux, en se fondant sur les expériences courantes dans ces pays, il y'aurait aussi les risques de les voir y affecter des parents ou des alliés politiques qui n'auraient pas les compétences requises pour les faire fonctionner correctement. Si les gouvernants des pays du Sud, africains subsahariens en particulier, s'étaient engagés à l'instar de leurs homologues asiatiques ou d'Amérique latine, la situation sanitaire de leur pays serait nettement améliorée. Leurs pays ne seraient pas au niveau de dépendance de l'aide bilatérale et multilatérale extérieure en santé dans laquelle ils se trouvent présentement.

L'arrivée massive des sources privées caritatives ; les fondations, les divers groupes philanthropiques et les mécènes, dans l'aide sanitaire internationale aux pays du Sud, avait fait naître l'espoir de trouver enfin des financements importants totalement désintéressés. En effet, ces structures sont traditionnellement reconnues d'utilité publique avec un but non lucratif. Ces nouveaux intervenants, pensait-on, seraient simplement mus par la philanthropie et l'humanisme. Ils allaient simplement s'occuper des domaines non couverts ou abandonnés par les donateurs gouvernementaux. Il se trouve que la très grande majorité des fondations, européennes notamment, n'opère pas à l'étranger. L'essentiel des dépenses qu'elles effectuent dans le monde entier est de nature locale, régionale ou nationale.

Ces fondations ont fait leur preuve dans les pays développés où elles ont initié des recherches très pointues. Certaines de ces fondations assurent la gestion d'institutions sanitaires qu'elles ont créées en partenariat avec l'État ou les collectivités locales. Il faut noter qu'il y a parmi ces philanthropes certains qui préfèrent opérer dans la discrétion en considérant qu'il ne serait pas convenable de faire connaître publiquement leurs bonnes œuvres. Les fondations européennes, estimées à des centaines de milliers, n'apportent généralement pas leur soutien à des actions menées hors d'Europe. Une enquête menée à ce sujet a indiqué cependant que 40 % d'entre elles avaient certaines activités internationales. En France par exemple, les fondations sont moins nombreuses et moins influentes. On y dénombre environ 150 fondations sanitaires et sociales qui assurent la gestion de plus de 1 278 établissements et services à caractère sanitaire, social et médico-social depuis des années. Ce sont, dans la majorité des cas, des hôpitaux généraux ou spécialisés, des structures d'accueil de jeunes en difficulté, de personnes âgées ou handicapées. En Espagne, sur les 3 000 fondations environ en activité dans le pays, près de 10 % se consacrent à la coopération internationale ou y participent régulièrement[119]. Le caractère bénévole, désintéressé, philanthropique de leur action ne fait l'ombre d'aucun doute.

---

[119] Fondations philanthropiques et coopération pour le développement, Tiré-à-part des dossiers du CAD 2003, Volume 4, n° 3, Comité d'Aide au Développement, Organisation De Coopération Et De Développement Économiques, http://www.oecd.org/fr/developpement/financementpourle developpementdurable/themes-financement-developpement/22274509. pdf.

Les fondations et autres mécènes, tels que présentés dans ce travail, ont apporté des contributions énormes dans le cadre de l'aide internationale en matière de santé. Leurs financements sont très efficaces, plus facilement accessibles et touchent des priorités ignorées ou négligées par la coopération bilatérale entre les États. Contrairement aux ONG qui dépendent des financements ponctuels, bien ciblés sur des interventions spécifiques et limitées dans le temps, les fondations bien souvent disposent de ressources, non seulement plus consistantes, mais pérennes. Cela leur permet de mener des actions à plus long terme et d'agir ainsi sur les causes profondes ou sous-jacentes des problèmes de santé. À titre d'exemple, la Fondation Rockefeller, à l'origine de la révolution verte au Mexique, a mené à terme avec succès un projet vieux de 17 ans sur la biotechnologie du riz. Ce projet a permis des progrès majeurs dans la génomique moléculaire de cette très importante céréale. Elle a continué à soutenir d'autres activités visant à recourir à la biotechnologie en vue de promouvoir le développement, plus particulièrement en Afrique[120]. En plus, rien ne les prédispose comme les États, à agir au nom d'une obligation morale et historique d'aider d'anciennes colonies par redevance d'une quelconque dette. Elles ne sont pas non plus censées avoir un agenda (intérêt) politique caché et/ou des exigences de quelconques commanditaires, qui seraient la vraie justification de leur intervention. Leur assistance au secteur de la santé est historiquement guidée par la charité pour atténuer les souffrances des pauvres ou la bienfaisance dans un intérêt social[121].

---

[120] *Ibid*-120, p. 114.
[121] *Ibid*-109, p. 102.

Cependant, au regard de l'importance considérable des sommes allouées à l'aide en faveur de la santé publique des pays du Sud par les nouveaux mécanismes de financement « philanthropiques » : les fondations, les partenariats publics/privés mondiaux ou les financements dits innovants de ces dernières années, les observateurs ont commencé à s'interroger sur leurs réelles motivations. Les soupçons et inquiétudes à l'endroit de leurs interventions foisonnent ces dernières années dans les publications de leurs détracteurs. Ils sont relayés par les médias, notamment ceux en ligne. Les questionnements portent sur tous les aspects et notamment sur leur vraie motivation mais également sur les sources du financement pérenne de ces fondations. La question est de savoir les vrais motivations des multimillionnaires tels que la fondation Bill et Milinda Gates, la fondation Ford, de Rockefeller et autres – (quelques-unes des plus grandes fondations du monde) – pour s'intéresser aux inégalités dans le monde. Une telle interrogation se pose avec justesse. En outre, il apparaît aujourd'hui légitime de s'interroger sur les influences, positives et négatives, que les importantes ressources privées peuvent exercer sur une mission d'intérêt aussi général que l'amélioration des conditions de vie des populations du Sud et la réduction des inégalités de par le monde[122]. Leur énorme pouvoir d'influence sur les politiques publiques menées à travers le monde est indéniable. Celle éventuelle de Bill et Milinda Gates sur l'OMS, l'organisme en charge de la coordination de la santé à travers le monde, soulève de nombreuses questions. Elle figure

---

[122] Philanthropie et solidarité internationale : des ressources privées au service d'un intérêt général mondial ? publié par UniverSud en Juin 2017, in https://www. eclosio.ong/ publication/philanthropie- et-solidarite-internationale-des-ressources-privees-au-service-dun-interet-general-mondial/.

parmi les sources majeures d'inquiétude de la plupart des observateurs. L'OMS recevrait ces dernières années une allocation venant de Bill et Melinda Gates estimée au vingtième de ses contributions. Ce n'est guère surprenant de constater que les interventions des spécialistes de haut niveau du secteur privé consistent à mener les projets sociaux qui s'inscrivent désormais dans une logique d'entreprise[123]. L'idéal et la vision du monde de ces richissimes philanthropes peuvent ne pas être ceux qui sont universellement les mieux partagés. Le philanthrope aura, inévitablement, tendance à favoriser certaines causes ou domaines dans la santé qui lui paraissent les plus légitimes selon ses convictions personnelles.

À cela s'ajoute leur domaine privilégié d'intervention dans la santé qui a été et semble toujours rester des domaines très sensibles pour les pays du Sud. Ce sont des domaines souvent très controversés, tels que les organismes génétiquement modifiés (OGM) ou les programmes pour le contrôle de la fécondité. On s'est étonné du fait que de nombreuses fondations continuent à privilégier le contrôle des naissances dans leur action à l'égard des populations du Sud, au moment où la plupart des donateurs officiels ont adopté des conceptions plus larges des problèmes de santé liés à la reproduction humaine. Ce faisant, il n'est pas étonnant de constater que les sources principales de financement de la Fédération internationale pour le Planning familial (IPPF) et du Fonds des Nations unies pour la population (UNFPA), provenaient de ces fondations. De manière plus globale, les observateurs ont relevé que la planification des naissances constitue un exemple intéressant de collaboration entre fondations (essentiellement

---

[123] Jean-François Pollet, la fondation Gates ou la charité (mal) ordonnée, 12 Mars 2014.

américaines), gouvernements européens et monde en développement[124].

L'autre aspect crucial concernant cette aide en santé est son efficacité, quelle que soit sa provenance ; gouvernementale ou secteur privé philanthropique. Ce domaine interpelle beaucoup d'aspects, depuis la mobilisation, son allocation sur la base de critères pertinents en rapport avec les objectifs de santé visés et surtout sa mise en œuvre. Aucun de ces aspects n'est encore complètement résolu à la satisfaction des parties prenantes impliquées. De gros efforts depuis la conférence de Paris sur ce sujet ont été faits et continuent de se faire. L'efficacité de cette aide en santé, de plus en plus volumineuse, passera nécessairement, pour beaucoup d'observateurs, par sa répartition plus équitable entre les pays d'un même continent, ou entre malades présentant des pathologies différentes. L'allocation devrait se faire selon eux, de manière plus rationnelle et davantage fondée sur des critères plus objectifs tels que les données épidémiologiques, l'efficience des interventions choisies et les données de population entre autres[125].

Les effets positifs de l'aide internationale en santé aux pays du Sud est indéniable. Ces pays lui doivent, en toute objectivité les performances, certes encore insuffisantes, que leurs systèmes de santé ont enregistrées ces dernières décennies qui ont suivi les indépendances de ces pays, africains de surcroît. L'aspect particulièrement important dans ce cadre aura été la formation de la majeure partie

---

[124] Dominique Kerouedan, « La santé en Afrique : pourquoi la France et l'Europe devraient être plus engagées », Field Actions Science Reports [Online], Special Issue 4 | 2012, Online since 31 January 2012, connection on 30 April 2019. URL : http://journals.openedition.org/factsreports/1238.

[125] *Ibid*-125, p. 115.

des cadres du secteur de la santé. Cette expertise locale est malheureusement mal utilisée par les pays, africains subsahariens en particulier. C'est bien souvent quand les pays donateurs les recrutent dans leurs programmes et projets de recherche ou dans leurs ONG internationales utilisées comme moyen pour mettre en œuvre l'aide, que les pays tirent le maximum de profit des connaissances et compétences de ces cadres locaux.

Les États africains, disons plus exactement ceux au sud-Sahara, à l'exception de quelques-uns tels que l'Afrique du Sud, l'île Maurice et certainement le Rwanda, n'ont même pas la capacité de mettre en œuvre par leurs experts locaux, l'aide sanitaire qu'ils reçoivent des gouvernements des pays développés. Ces derniers mettent à leur disposition les ONG internationales pour le faire à leur place. D'aucuns y voient aussi, ce qui n'est pas totalement faux, un manque de confiance aux dirigeants africains. Ces énormes ressources allouées à la santé pourraient être détournées si elles étaient mises à leur disposition. Les ONG chargées de la mise en œuvre vont alors stratégiquement recruter les meilleurs cadres de ces pays, qu'ils vont gérer mieux que leur gouvernement respectif, pour faire ce travail. On comprend parfaitement pourquoi ces ONG, dont l'action aurait dû être ponctuelle et transitoire, se sont transformées en de véritables entreprises du secteur de la santé. Elles vont ainsi inscrire dans la durée leur présence dans ces pays.

Il faut aussi reconnaître que l'aide au développement, de manière générale et sa composante santé en particulier, est un dilemme dans les pays du Sud, subsahariens particulièrement. De l'avis de beaucoup d'observateurs, il y'aurait des ressources agricoles et du sous-sol, beaucoup plus importantes que l'aide que reçoivent les pays africains, qui seraient drainées hors du continent à longueur d'année vers les pays industrialisés donateurs.

Les pays bénéficiaires de l'aide ne semblent voir que la manne qui leur arrive à coût de millions de dollars. Ils ne peuvent plus apparemment s'en passer. Ils sont ainsi maintenus dans une dépendance qui ressemble à une nouvelle colonisation. Le point de vue de Vivianne Châtel qui qualifie l'aide au développement d'exploitation et de compassion est très édifiante. Pour elle il y'a « exploitation dans la mesure où l'aide publique s'accompagne non seulement de dépendance, ne serait-ce que symbolique, mais aussi de corruption, d'accaparement ». Elle dira également « de la compassion dans la mesure où cette aide s'alimente d'un regard, principalement appuyé sur des images des drames humanitaires, des catastrophes naturelles, des guerres, sans qu'il y ait de véritables questionnements sur les causes de ces drames ni même sur ce que le terme d'*aide* recouvre ». Citant Dambisa Moyo [126], elle ajoutera à son argumentaire que « l'aide au développement (y compris l'aide sanitaire) serait donc « fatale ». Elle n'aurait semé que corruption, désolation, pauvreté accrue, tensions ethniques, assistanat, endormissement. Aux habituels arguments comme la colonisation, il faudrait désormais ajouter l'aide elle-même qui serait, de fait, le problème »[127].

L'aide peut prendre des formes gênantes voire avilissantes pour les responsables des pays bénéficiaires. Elle peut dans ces cas provoquer la révolte de ces derniers qui subitement deviennent conscients de son caractère

---

[126] Johann Murauer (Author), Dambisa Moyo's Claim of "Dead Aid". Is Aid Really Deadly?, Seminar Paper, 2011 https://www.grin.com/document/184725.

[127] Vivianne Châtel, L'aide au développement : au-delà de l'exploitation et de la compassion, Dossier : Enjeux éthiques de l'aide publique au développement, vol. 15, n° 2 | 2013 : Enjeux éthiques de l'aide publique au développement, https://doi.org/10.4000/ethiquepublique.1238.

pernicieux. Ce fut le cas du gouvernement Bolivien en Amérique du Sud qui avait dit non aux milliers de poules offertes par Bill Gates. Ce dernier voulait offrir 100 000 poules aux pays en voie de développement, afin de lutter contre la pauvreté. Cela avait indigné le ministre du Développement rural du pays, César Cocarico. La Bolivie reste l'un des pays sud-américains les plus pauvres au monde, avec près de 40 % de sa population vivant sous le seuil de pauvreté selon la Banque mondiale. Il avait néanmoins rétorqué ceci à cette offre : « je trouve ça grossier, car malheureusement certaines personnes, surtout celles de l'empire (les États-Unis, ndlr), continuent de nous voir comme des mendiants. Nous ne dépendons pas des poules, nous avons bien progressé. » [128] C'est dans ce même esprit que le président Ghanéen assénait, en quelques mots à ses pairs africains devant le président français, ses convictions sur le sujet. Il leur disait : « Il est temps que les Africains cessent de conduire leur politique sur la base de ce que soutiennent ou souhaitent les Occidentaux, l'Union européenne ou la France. Il est anormal que, soixante ans après l'indépendance, la moitié du budget ghanéen en matière d'éducation dépende de la charité des contribuables européens. Il est temps que les Africains financent eux-mêmes leurs dépenses de santé et d'éducation. Il est urgent de rompre avec notre mentalité d'assistés et de mendiants éternels. »[129]

L'aide sanitaire au développement a été nécessaire et même fondamentale à un moment de l'histoire des pays du Sud, mais ne devait pas durer autant. Le mal africain

---

[128] AFP la Bolivie dit non aux milliers de poules offertes par Bill Gate, Jeudi, 16 juin 2016 14:56 - mise à jour jeudi, 16 juin 2016 14:56 https://www.journaldemontreal.com/2016/06/16/la-bolivie-dit-non-aux-milliers-de-poules-offertes-par-bill-gates.
[129] *Ibid*-118, p. 111.

(Afrique au sud du Sahara en particulier) dans ce domaine est profond et mérite plus que ce chapitre pour discuter tous ses contours. Ce sont les gouvernants des pays concernés à tenir pour responsables, beaucoup plus que ceux qui utilisent l'aide pour perpétuer leur domination et leur hégémonie. Si nous gardons à l'esprit que les pays en tant qu'institution n'ont que des intérêts, nous nous mettrons à l'abri de toute surprise ou déception par le comportement des acteurs engagés dans ce jeu qui cache certainement beaucoup de non-dits.

Les pays de l'Afrique septentrionale, à l'instar de beaucoup de pays d'Amérique latine et d'Asie, semblent l'avoir bien compris. Ils font tout pour s'affranchir de la dépendance de cette aide internationale en santé. Les gouvernements de ces pays sont en train d'investir davantage dans la santé comme l'a fait avec succès la Chine depuis le milieu du 19e siècle. Le Maroc figure de nos jours parmi les exemples qui forcent l'admiration de tous leurs pairs dans ce domaine. Le mode de valorisation et d'utilisation de ses experts locaux, même ceux formés dans ses pays voisins du Sud, est un des aspects les plus impressionnants. Ces pays qui forment une bonne partie de son personnel, finissent par dépendre de son système de santé pour leurs évacuations sanitaires et dans une certaine mesure pour leur approvisionnement en médicaments et matériel médical. On pouvait aussi citer le Rwanda qui semble faire du miracle dans le domaine de la santé publique. Il a une des meilleures couvertures en prestation de soins de santé préventive et curative de sa population en Afrique francophone. Ces quelques exemples démontrent à suffisance que la situation n'est pas désespérée et que des solutions existent. Il faut y croire et surtout le vouloir. C'est cela qui créée l'espoir pour la majorité des pays du Sud où la gouvernance du secteur de la santé est arrimée sur l'aide sanitaire internationale. C'est seulement en suivant leurs exemples que les pays du Sud pourront enfin s'affranchir de l'aide internationale qui dure depuis plus de 60 ans. Les dirigeants africains doivent reconnaître que les États doivent jouer pleinement leur rôle dans la santé et l'éducation s'ils veulent objectivement aller vers l'émergence de leurs pays. Ils pourront ainsi participer dignement à la véritable coopération entre les États où la réciprocité du bénéfice de chaque partie sera clairement explicitée à l'entame de tout processus de collaboration des parties prenantes.

Les experts en santé dans leurs domaines respectifs, au niveau des pays africains, sont dans leur grande majorité, démotivés par un environnement de travail désolant où il leur manque de tout pour appliquer convenablement leurs connaissances et leurs compétences. Cela est d'autant plus regrettable que celles-ci ont été acquises au prix de longues et dures études, parsemées de privations et de sacrifices de toute sorte. Pire, ces experts locaux, dans la majorité des cas, ne reçoivent aucune reconnaissance ou soutien même moral des autorités de leurs pays respectifs. Ils apprennent au contraire chaque jour dans les médias nationaux et internationaux, des détournements impunis de millions voire de milliards de dollars. La mort dans l'âme, certains s'expatrient pour sentir et vivre pleinement leur existence professionnelle. L'épanouissement total au sens propre leur sera impossible dans ces conditions. L'environnement socio-culturel, fondement de leur croyance et de leur système de valeur, leur manquera toujours.

S'agissant de la bonne gouvernance de la santé au niveau mondial, elle devra absolument être orientée vers la mise en place de mécanismes et de procédures susceptibles de soutenir de manière équitable et juste les pays du Sud les plus exposés aux risques sanitaires et les plus démunis. Ce processus gestionnaire devra permettre aux pays de tirer le maximum de bénéfice d'une véritable coopération internationale mondiale transparente au profit de tous. Nous sommes convaincus qu'un tel leadership restera entre les mains de l'OMS quelles que puissent être par ailleurs ses insuffisances et ses lacunes du moment, décriées çà et là. Cette institution onusienne a été créée pour « amener tous les peuples au niveau de santé le plus élevé possible ». Pour y arriver, son autorité devrait se situer au-dessus des souverainetés étatiques très réductrices.

L'OMS compte aujourd'hui en plus de ses 6 bureaux régionaux, 150 bureaux dans des pays, territoires ou zones, plus de 7 000 membres à travers le monde et collabore avec plus de 194 pays pour améliorer la santé. Cela ne servira à rien de feindre ignorer l'effort colossal, fourni pendant plus d'un demi-siècle, pour en arriver là où nous en sommes aujourd'hui avec cette organisation. Nous devons simplement rêver d'une organisation renforcée qui retrouve ses moments de gloire d'alors pour reprendre avec détermination et indépendance totale les rênes de la gouvernance mondiale de la santé. Elle a besoin elle aussi que son autorité et sa dignité lui soient restaurées grâce à un engagement résolu en sa faveur de tous ses États membres. Nous considérons, comme dit en introduction, que la santé est et demeurera un bien public mondial que tous les pays devront ensembles dans un élan de solidarité agissante, promouvoir, protéger le cas échéant restaurer, avant toute autre préoccupation. Nous avons besoin dans ce cadre d'un leader mondial fort, clairvoyant et juste. Ce leader est pour le moment l'OMS. Ainsi, quelle que puissent être l'ampleur des contradictions des États et la profondeur de leur malentendu à son sujet, ils ne devront jamais perdre de vue que cette organisation sera ce qu'ils en feront ensemble. Elle est et devra demeurer le leader mondial de la santé, reconnu et accepté comme tel par toutes les parties prenantes. Elle est indispensable aux États, développés comme en voie de développement, pour assurer la coordination, la synergie et la complémentarité de leurs actions en matière de santé publique. Cette collaboration entre les États est le garant de la sécurité sanitaire mondiale indispensable au développement et au bonheur des peuples.

RÉFÉRENCES

1. Dedier Gobbers, la coopération en santé dans les pays africains, adsp n^0 48 septembre 2004, file:///C:/Users/hp/Downloads/ad480813%20(5).pdf.
2. Marshall McLuhan, tirée de son ouvrage «The Medium is the Massage » paru en 1967, https://designopendata.files.wordpress.com/2014/05/themediumisthemassage_marshallmcluhan_quentinfiore.pdf.
3. La coopération internationale en matière de santé in https://www.eduki.ch/fr/doc/dossier_5_ci.pdf.
4. Organisation mondiale de la Santé - Documents fondamentaux, 39e éd., 1992 : 1-18. Genève, Suisse.
5. Documents fondamentaux de l'OMS, Quarante-huitième édition 2014, Organisation mondiale de la Santé, Genève, Suisse https:// apps. who. int/gb/ bd/PDF/bd48 /basic-documents-48th-edition-fr.pdf.
6. « Médecine traditionnelle : des textes anciens aux nouveaux médicaments », *Bulletin de l'Organisation mondiale de la Santé*, Volume 90, Numéro 8, août 2012 : 557-632, OMS Genève, https://www.who.int/bulletin/volumes/90/8/12-020812/fr/.
7. Rokia Sanogo (docteur), *Rôle des plantes médicinales en médecine traditionnelle*, FMPOS, Université de Bamako, 10e Ecole d'été de l'IEPE et du SIFEE du 06-10 Juin 2006.
8. Déclaration universelle des Droits de l'Homme (1948) http://ecolebrecheauxloups.net.
9. Constitution de l'Organisation mondiale de la Santé (1948) https://www.who.int/governance/eb/who_constitution_fr.pdf.

10. Pierre-Marie David La santé : un enjeu de plus en plus central dans les politiques publiques de développement international ? https://journals. openedition. org/socio-logos/2550.
11. La coopération internationale en matière de santé, in https://www.eduki.ch/fr/doc/dossier_5_ci.pdf.
12. Pierre-Marie David, « La santé : un enjeu de plus en plus central dans les politiques publiques de développement international? », *Socio-logos* [En ligne], 6 | 2011, mis en ligne le 03 mai 2011, consulté le 03 janvier 2020. URL : http://journals.openedition.org/socio-logos/2550?
13. Organisation panaméricaine de la santé. https://fr.wikipedia.org/wiki/Organisation_panam%C3%A9ricaine_de_la_sant%C3%A9.
14. Grippe de 1918 in https://fr.wikipedia.org/wiki/Grippe_de_1918.
15. Grippe espagnole, Pandémie grippale de 1918, https://fr.wikipedia.org/wiki/Grippe_espagnole.
16. Michel Virally, A. Colin – « Pour une critique du fonctionnalisme », voir *L'organisation mondiale,* Michel Virally, A. Colin, 1972, chap. 14.
17. Miriam Cue Rio – Une approche de l'aide publique au développement par le biais de ses objectifs chiffrés : examen de la définition des objectifs comme facteur explicatif de leur non-réalisation. Économies et finances. Université de Versailles-Saint Quentin en Yvelines, 2013. Français. Fftel-00969514f).
18. Banque mondiale, Mettre fin à la pauvreté dans le monde Résumé du Chapitre 1 http://pubdocs.worldbank.org/en/861781537293219008/PSPR2018-Ch1-Summary-FR.pdf.
19. Crise des ressources humaines en santé – Revue de la bibliographie, January, 2010. https://www.solthis.org/fr/actualite/crise-des-ressources-humaines-en-sante-revue-de-la-bibliographie/.
20. Assemblée mondiale de la Santé, 30. (1977). Trentième Assemblée mondiale de la Santé, Genève, 2-19 mai 1977 : partie I : résolutions et décisions : annexes. Organisation

mondiale de la Santé. https://apps.who.int/iris/handle/10665/91324.

21. Dr Margaret Chan Directeur in « la coopération internationale en matière de santé » https://www.eduki. ch/fr/doc/dossier_5_ci.pdf.
22. Countries by life expectancy at birth in 2018 (2019 report), https://en.wikipedia.org/wiki/List_of_countries_by_life_expectancy.
23. OCDE (2019), *Panorama de la santé 2019 : Les indicateurs de l'OCDE*, Éditions OCDE, Paris, https://doi. org /10. 1787/5f5b6833-fr.
24. List of countries by Human Development Index, https://en.wikipedia.org/wiki/List_of_countries_by_Human_Development_Index.
25. OMS, Crise des ressources humaines en santé – Revue de la bibliographie, Janvier 2010, https://www.solthis.org/fr/actualite/crise-des-ressources-humaines-en-sante-revue-de-la-bibliographie/.
26. Mamadou Barry & Hachimi Sanni Yaya, Series: Santé et société, University of Ottawa Press, Presses de l'Université d'Ottawa, Canada 2015 https://www.jstor.org/stable/j.ctt15nmj5d.
27. Didier Gobbers, Ingénieur-conseil en organisation, ingénierie du développement, membre de l'Association des professionnels de santé en coopération, ADSP n° 48 septembre 2004.
28. The Global Fund, les gouvernements donateurs https://www.theglobalfund.org/fr/government/.
29. Fatou Guèye, thèse.- *Efficacité de l'Aide publique au Développement : cas du Sénégal*.- DEA 2006 : Université Cheikh Anta Diop de Dakar - Sénégal.
30. OCDE (2019), *Panorama de la santé 2019 : Les indicateurs de l'OCDE*, Éditions OCDE, Paris, https://doi. org/ 10. 1787 /5f5b6833-fr.
31. *Ibid*-31, p. 35.
32. *Ibid*-27, p. 28.

33. Lavergne, Réal, P. (Réal Philippe), 1950 - *L'aide au développement du Canada au Sénégal : une étude indépendante*. Publié aussi en anglais sous le titre : Canadian development assistance to Senegal. Bibliographie : p. 170 ISBN 0-920494-37-4.

34. *Ibid*-33 P-33.

35. Coopérants et coopération en Afrique : circulations et transferts culturels (années 1950 à nos jours) Colloques, 29 nov.- 30 nov, 29 nov. 2012, Centre d'Histoire de Sciences Po in http://chsp.sciences-po.fr/evenement/ cooperants-et-cooperation-en-afrique-circulations-et-transferts-culturels-annees-1950-nos-

36. *Ibid*-31, p. 32.

37. Yayé Mariama Diallo, Barry - *Les enjeux de l'assistance technique française en Afrique subsaharienne : le cas d'Adetef*. Mémoire Soutenu par CIP Promotion Jules Verne (2013-2014), Master « Relations internationales et Actions à l'Etranger » Parcours « Administration publique et Affaires Internationales » Université Paris 1 Ecole nationale d'administration.

38. *Ibid*-27, p. 28.

39. Albert Camus, *L'homme révolté*. Gallimard, 1951, 384 p.

40. Jézéquel Jean-Hervé, « Les professionnels africains de la recherche dans l'État colonial tardif. Le personnel local de l'Institut Français d'Afrique Noire entre 1938 et 1960 », *Revue d'Histoire des Sciences Humaines*, 2011/1 (n° 24) : 35-60. DOI: 10.3917/rhsh.024.0035. URL : https://www.cairn.info/revue-histoire-des-sciences-humaines-2011-1-page-35.htm.

41. Lavergne, Réal, P. (Réal Philippe), 1950 - *L'aide au développement du Canada au Sénégal : une étude indépendante*. Publié aussi en anglais sous le titre : Canadian development assistance to Senegal. Bibliographie : p. 170 ISBN 0-920494-37-4.

42. Le secteur privé et son rôle dans le développement- une perspective syndicale, Un document du Réseau Syndical

de Coopération au Développement Avril 2014, in https://www.ituc-csi.org/IMG/pdf/fr-private_sector-2.pdf.

43. Gilles Carbonnier et Andy Sumner, Quel type d'aide dans un monde où les pauvres vivent dans les pays émergents ? Édition électronique URL : http://journals.openedition.org/poldev/943 DOI : 10.4000/poldev.943 ISBN : 978-2-940415-83-0 ISSN : 1663-9391 Date de publication : 1 avril 2012.

44. Marame Ndour doctorante, philanthropie et santé publique, l'annuel du développement durable, sciences Po, les Presses, centre de recherches politiques de la sorbonne et institut du développement durable et des relations internationales 2009, Paris, France.

45. http://regardssurlaterre.com/sites/default/files/rst/2009-13-FR.pdf.

46. *Ibid*-44, p. 47.

47. Philanthropie et solidarité internationale : des ressources privées au service d'un intérêt général mondial ? publié par UniverSud en Juin 2017 https://www.eclosio.ong/publication/philanthropie-et-solidarite-internationale-des-ressources-privees-au-service-dun-interet-general-mondial/.

48. Les ONG, acteurs incontournables de la Solidarité internationale ? Les ONG au travers de l'histoire du mouvement de la solidarité, leurs principes et leurs typologies. 20 novembre 2012 Institut Bioforce (BIOFORCE), 41 avenue du 8 mai 1945 69694 VENISSIEUX CEDEX, https://www.ritimo.org/Les-ONG-au-travers-de-l-histoire-du-mouvement-de-la-solidarite-leurs principes#:~:text=Le%20terme%20%C2%AB% 20ONG%20%C2%BB%20appara%C3%AEt%20officiellement,ne%20faisant%20pas%20partie%20d.

49. Loua Simion.- *Rôle et Actions des ONG et Organisations humanitaires en matière de crise sanitaire ; cas de l'épidémie de la maladie à virus Ebola en Afrique de l'Ouest particulièrement en République Guinée*.- Mémoire de fin d'étude Master II : Etudes Internationales : Spécialité

Développement Europe Afrique : Centre Universitaire Francophone, Université de Szeged, Hongrie, 2020.

50. Acte fondateur de la Croix-Rouge à solférino (24 juin 1859).https://www.croix-rouge.fr/La-Croix-Rouge/Un-mouvement-

51. Rony Brauman, Les Médias et l'Humanitaire, CFPJ Aubenas, 1996, P.17 Editeur : CFPJ (1 novembre 1998), Collection : Médias et Société, ISBN-10 : 2859001255, ISBN-13 : 978-2859001254.

52. *Ibid*-45, p. 47.

53. HOURS BERNARD. (2001). « Les ONG dans la santé : de l'altruisme à la cogestion », *Nouveaux Cahiers de l'IUED*, (11) : 97-109.

54. "Beyond Health Care: From Public Health Policy to Health Public Policy." Canadian Journal of Public Health 76, Supplement One (May/June 1985).

55. Le Mouvement Frères des Hommes : Les acteurs témoignent. Ouvrage coordonné par Ginette Stivet, Michel Peyrat, Bruno Hongre, Ed. Parangon/Vs, 2011.

56. Bernard Hours « les ong dans la santé : de l'altruisme à la cogestion », *Nouveaux Cahiers de l'IUED*, 2001, (11) : 97-109. https://books.openedition.org/iheid/2529.

57. Pauline Choné.- *Rôle des ONG face à un problème de santé publique, L'exemple de l'ONG médicale française la Chaîne de l'Espoir avec les cardiopathies rhumatismales au Sénégal*.- Thèse professionnelle pour le mastère PAPDD : année universitaire 2015-2016 : formation à l'action publique à l'ENPC, Paris France.

58. Basile Keugoung.- *Interface entre programmes verticaux et services de santé généraux Comment optimiser cette relation dans les systèmes de santé d'Afrique subsaharienne ?*.- Thèse soumise en vue de l'obtention du grade de Docteur en Sciences de la santé publique. Novembre 2014, Institut de recherche santé et société (IRSS) : Université Catholique de Louvain, Belgique.

59. *Ibid*-56, p. 55.

60. Tapsirou Bocar Ba, Maladies privilégiées contre maladies négligées : quand certains malades sont plus chanceux que d'autres au Sénégal, 2019 ? Pub. En ligne, Dakaractu, Vendredi 4 Janvier 2019, Dakar Senegal https://www.dakaractu.com/Maladies-privilegiees-contre-maladies-negligees-quand-certains-malades-sont-plus-chanceux-que-d-autres-au-Senegal_a162804.html.
61. Principaux responsables de la mise en œuvre des efforts des États-Unis en matière de santé mondiale, Publié: Sep 06, 2016 https://www.kff.org/report-section/key-implementers-of-u-s-global-health-efforts-issue-brief/.
62. Cyrille Yankine, analyse des interventions des ONG et associations œuvrant dans le secteur de l'Action sociale et leur coordination dans la région du Plateau central au Burkina Faso, Mémoire Online , Ressources humaines, Master 2 innovation développement et société 2011, Institut international d'ingénierie de l'eau et de l'environnement, https://www.memoireonline.com/12/12/6556/m_Analyse-des-interventions-des-ONG-et-associations-uvrant-dans-le-secteur-de-l-Action-Sociale-et-le3.html.
63. *Ibid*-60, p. 64.
64. *Ibid*-60, p. 64.
65. Barreyre Jean-Yves (sous la dir. de), *Dictionnaire critique de l'action sociale*, Fayard, Paris, 1995
66. Déclaration de Paris sur l'efficacité de l'aide au développement ; appropriation, harmonisation, alignement, résultats et responsabilité mutuelle, forum a haut niveau – 28 février – 2 mars 2005, Paris Frances, ihttps://www.oecd.org/fr/developpement/efficacite/34579826.pdf.
67. OMS. Partenariats mondiaux pour la santé, https://www.who.int/fr/about/collaborations-and-partnerships/partnerships.
68. OMS, Cadre de collaboration avec les acteurs non étatiques, soixante-neuvième assemblée mondiale de la santé, WHA69.10, 28 mai 2016, Genève- Suisse -

https://apps.who.int/gb/ebwha/pdf_files/WHA69/A69_R10-fr.pdf.

69. OMS. Politique concernant la participation de l'OMS à des partenariats mondiaux pour la santé et les modalités d'hébergement, soixante-troisième assemblée mondiale de la santé, WHA63.10, 21 mai 2010, https://apps.who.int/iris/bitstream/handle/10665/3174/A63_R10-fr.pdf.
70. *Ibid*-60, p. 64.
71. UN - Comprendre les objectifs du Millénaire pour le développement (OMD) https://www.un.org/fr/millennium goals/background.shtml.
72. Miriam Cue Rio, une approche de l'aide publique au développement par le biais de ses objectifs chiffrés : examen de la définition des objectifs comme facteur explicatif de leur non-réalisation. Économies et finances. Université de Versailles-Saint Quentin en Yvelines, 2013. Français. fftel-00969514f.
73. Déclaration de Paris et le Programme d'action d'Accra ; http://www.oecd.org/fr/developpement/efficacite/declarationdeparissurlefficacitedelaide.htm.
74. Partenariat international pour la santé et initiatives apparentées (IHP+) Plan de travail de la phase II avril 2009-fin 2011, 09-2267F-PCO.doc, International Health Partnership, Geneva, Swaziland.
75. Ok Pannenborg, Conseiller Principal en Santé et Chef du Secteur Santé, Nutrition et Population Développement Humain Région Afrique - in Tendances et Perspectives des Partenariats entre les Secteurs Public et Non-Étatique pour Améliorer les Services de Santé en Afrique, Par Tonia Marek, Catherine O'Farrell. Chiaki Yamamoto et Ilyse Zable, Développement Humain de la Région.
76. Partenariat International pour la Santé, Pacte mondial pour la réalisation des objectifs du Millénaire pour le développement lié à la santé, Signé le 5 septembre 2007, 10 Downing Street, Londres (Royaume-Uni).
77. Bidossessi Gwladys Adandedjan Les partenariats publics privés santé comme outils d'amélioration de la responsabilité

sociétale des entreprises au Sénégal, École supérieure polytechnique - Université Cheikh Anta Diop - Master commerce et management des affaires internationales 2011, Dakar Sénégal.

78. Afrique, Série Documents de Travail No. 106, Contributeurs : Banque mondiale, (Région Afrique, HDNHE, INFPI) SFI, Sara Project/USAID, 2006 Washington DC, USA.

79. Partenariat public-privé : un avenir dans le secteur de la santé?. Ursula Ulrich-Vögtlin, co-responsable division Projets Multisectoriels, ursula.ulrich@bag.admin.ch. https://www.spectra-online.ch/fr/spectra/themes/partenariat-public-prive-un-avenir-dans-le-secteur-de-la-sante-297-10.html.

80. Mamadou Barry, les partenariats public-privé pour l'aide à la santé : quelles conditions d'efficacité prendre en compte ? Dans Mondes en développement 2015/2 (n° 170), pages 75 à 90.

81. *Ibid*-70, p. 67.

82. *Ibid*-70, p. 67.

83. *Ibid*-79, p. 74.

84. OMS_ l'OMS et les partenariats mondiaux pour la santé, Projet de document de travail, Comité régional de la EM/RC54/INF.DOC.12 Méditerranée Orientale Octobre 2007 Cinquante-quatrième session, http://applications.emro.who.int/docs/EM_RC54_inf_doc12_fr.pdf.

85. *Ibid*-82, p. 76.

86. *Ibd*-72, p. 69.

87. UN_17 objectifs pour transformer notre monde, https://www.un.org/sustainabledevelopment/fr/.

88. Pacte mondial pour progresser vers une couverture sanitaire universelle, CSU 2030, https://www.uhc2030.org/fileadmin/uploads/uhc2030/Documents/About_UHC2030/mgt_arrangemts___docs/UHC2030_Official_documents/UHC2030_Global_Compact_French_WEB.pdf.

89. *Ibid*-87, p. 86.

90. *Ibid*-87, p. 86.

91. *Ibid*-87, p. 86.
92. Pascal Brouillet, évolutions récentes et enjeux futurs de l'appui à la santé par l'aide internationale. un exemple de nouveaux rapports entre nations ? 2012/3 n° 243 | pages 106 à 107 ISSN 0002-0478 ISBN 9782804175757 https://www.cairn.info/revue-afrique-contemporaine-2012-3-page-106.htm.
93. Santé et développement : rôle de l'aide publique au développement dans les progrès réalisés - ce qu'il faut retenir, note d'analyse N°3, Édition Septembre 2018 - www.focus2030.org. https://focus2030.org/IMG/pdf/note_d_analyse_no3__sante_et_de_veloppement_ro_le_de_l_aide_publique_au_de_veloppement_dans_les_progre_s_re_alise_s_focus_2030-2.pdf
94. *Ibid*-93, p. 89.
95. Muller, Xavier. « 35. Les financements innovants de la santé mondiale », Dominique Kerouedan éd., *Santé internationale. Les enjeux de santé au Sud.* Presses de Sciences Po, 2011 : 451-457.
96. Advance market commitments, From Wikipedia, the free encyclopedia, https://en.wikipedia.org/wiki/Advance_market_commitments.
97. Rapport sur la réunion du Taskforce de haut niveau sur les fonds supplémentaires pour les systèmes de santé et une meilleure utilisation des dépenses de santé pour atteindre les OMD santé ....pour sauver des millions de femmes et d'enfants et ....aider les nouveau-nés des pays à faible revenu à débuter dans la vie en toute sécurité, Taskforce sur Les Financements Innovants des Systèmes de Santé -non datée, en réunion à Londres, 13 mars 2009. https://www.uhc2030.org/fileadmin/uploads/ihp/Documents/Results_Evidence/HAE_results_lessons/Taskforce_report_2009-_french_FR.pdf.

98. Alison Katz Libérer l'OMS du joug néolibéral, Le Courrier, l'essentiel autrement, https://lecourrier.ch/2019/01/20/liberer-loms-du-joug-neoliberal/.

99. *Ibid*-87, p. 86.

100. Jean Martin , « l'OMS perd-elle son indépendance, sa pertinence, est-elle trop inefficiente ? », *Rev. Med. Suisse* 2011; volume 7. 1516-1517 file:///C:/Users/hp/Downloads/RMS_idPAS_D_ISBN_pu2011-27s_sa09_art09.pdf

101. *Ibid*-99, p. 96.

102. *Ibid*-99, p. 96.

103. Alison Katz «L'OMS est captive, mais pas de la Chine», Le courrier, l'essentiel autrement, Dimanche 24 Mai 2020, https://lecourrier.ch/2020/05/24/loms-est-%e2%80%a8 captive-mais-pas-de-la-chine/.

104. L'OMS sous l'influence des donateurs ? Publié le 14 juin 2017 - 08:42 - Mise à jour le 23 juin 2017 - 12:58, Par Carenews INFO - https://www.carenews.com/fr/news/8184-lu-l-oms-sous-l-influence-des-donateurs.

105. Extrait du document de fond sur le thème de la Journée internationale de la santé 2007 : Investir dans la santé, bâtir un avenir plus sûr: http://www.who.int/worldhealth-day/files/2007/issuespaper_final_lowres_fr.pdf.

106. Dominique Kerouedan, « La santé en Afrique : pourquoi la France et l'Europe devraient être plus engagées », Field Actions Science Reports [Online], Special Issue 4 | 2012, Online since 31 January 2012, connection on 30 April 2019. URL : http://journals. openedition.org/factsreports/1238.

107. Ada Pouye, inventer une riposte africaine au Covid-19, https://www.seneplus.com/opinions/inventer-une-riposte-africaine-au-covid-19.

108. COVID-19 : l'aide à l'Afrique, *(5 mai 2020)* https://www.diplomatie.gouv.fr/fr/dossiers-pays/afrique/evenements/article/covid-19-l-aide-a-l-afrique.

109. L'Apivirine un traitement contre le coronavirus ? In https://www.dw.com/fr/lapivirine-un-traitement-contre-le-coronavirus/a-53205970.

110. OMS- L'OMS, la Fondation pour les Nations unies et leurs partenaires créent le premier fonds de solidarité pour la lutte contre la COVID-19, 13 mars 2020 , Communiqué de presse, OMS https://www.who.int/fr/news-room/detail/13-03-2020-who-un-foundation-and-partners-launch-first-of-its-kind-covid-19-solidarity-response-fund.

111. OMS, Coopération de l'OMS avec les pays, Organisation mondiale de la Santé, Avenue Appia 20 1211 Genève 27, SUISSE in https://www.who.int/country-cooperation/what-who-does/inter-country/fr/.

112. *Ibid*-28, p. 34.

113. Lachenal, Guillaume, *La colonisation par le sabre et le stéthoscope, Le médecin qui voulut être roi. Sur les traces d'une utopie coloniale*. Paris : Seuil, 2017 https://www.espacestemps.net/en/articles/la-colonisation-par-le-sabre-et-le-stethoscope/.

114. Michel Garenne, Enéas Gakusi, Alain Lery « La transition sanitaire en Afrique subsaharienne, Centre français sur la population et le développement (Ceped) », Santé publique et pays pauvres, adsp n° 30 mars 2000.

115. *Ibid*-116, p. 110.

116. Cherkaoui M. « Les évolutions contrastées de la mortalité des enfants en Afrique de 1950 à 2000 ». Vimard P., – Série Population-Santé. Document de recherche n° 16. Laboratoire Population-Environnement-Développement, 2010. 22 p.

117. Amat-Roze Jeanne-Marie. « La santé en Afrique sub-saharienne, entre avancées, recul et renouveau (Health in sub-Saharan Africa, between progress, set backs and renewal) », in: *Bulletin de l'Association de géographes français*, 87e année, 2010-1. 1960-2010 : 50 ans d'indépendances africaines : 105-118 ; doi : 10.3406/bagf.2010.8184http://www.persee.fr/doc/bagf_0004-5322_2010_num_87_1_8184.

118. *François Soudan* « La leçon de Nana Akufo-Addo, *Jeune Afrique*, François Soudan, directeur de la rédaction de Jeune Afrique, 11 décembre 2017 à 10h27 |Mis à jour le 19 mars 2018 à 12h06, https://www.jeuneafrique.com/mag/500900/politique/la-lecon-de-nana-akufo-addo/.
119. *Ibid*-108, p. 102.
120. Fondations philanthropiques et coopération pour le développement, Tiré-à-part des dossiers du CAD 2003, Volume 4, n° 3, Comité d'Aide au Développement, Organisation De Coopération Et De Développement Économiques. http://www.oecd.org/fr/developpement/financementpourledeveloppementdurable/themes-financement-developpement/22274509.pdf.
121. Fondations philanthropiques et coopération pour le développement, Tiré-à-part des dossiers du CAD 2003, Volume 4, n° 3, Comité d'Aide au Développement, Organisation De Coopération Et De Développement Économiques, http://www.oecd.org/fr/developpement/financementpourledeveloppementdurable/themes-financement-developpement/22274509.pdf.
122. *Ibid*-120, p. 114.
123. *Ibid*-109, p. 102.
124. Philanthropie et solidarité internationale : des ressources privées au service d'un intérêt général mondial ? publié par UniverSud en Juin 2017, in https://www.eclosio.ong/publication/philanthropie-et-solidarite-internationale-des-ressources-privees-au-service-dun-interet-general-mondial/.
125. Jean-François Pollet, *la fondation Gates ou la charité (mal) ordonnée*, 12 mars 2014.
126. Dominique Kerouedan, « La santé en Afrique : pourquoi la France et l'Europe devraient être plus engagées », Field Actions Science Reports [Online], Special Issue 4 | 2012, Online since 31 January 2012, connection on 30 April

2019. URL : http://journals.openedition.org/ factsreports/ 1238.

127. *Ibid*-125, p. 115.

128. Johann Murauer (Author), Dambisa Moyo's Claim of "Dead Aid". Is Aid Really Deadly?, Seminar Paper, 2011 https://www.grin.com/document/184725.

129. Vivianne Châtel, L'aide au développement : au-delà de l'exploitation et de la compassion, Dossier : Enjeux éthiques de l'aide publique au développement, vol. 15, n° 2 | 2013 : Enjeux éthiques de l'aide publique au développement, https://doi.org/10.4000/ethiquepublique.1238.

130. AFP la Bolivie dit non aux milliers de poules offertes par Bill Gate, Jeudi, 16 juin 2016 14:56 - mise à jour jeudi, 16 juin 2016 14:56 https://www.journaldemontreal.com/ 2016/06/16/la-bolivie-dit-non-aux-milliers-de-poules-offertes-par-bill-gates.

131. *Ibid*-118, p. 111.

TABLE DES MATIÈRES

Structures éditoriales du groupe L'Harmattan

L'Harmattan Italie
Via degli Artisti, 15
10124 Torino
harmattan.italia@gmail.com

L'Harmattan Hongrie
Kossuth l. u. 14-16.
1053 Budapest
harmattan@harmattan.hu

L'Harmattan Sénégal
10 VDN en face Mermoz
BP 45034 Dakar-Fann
senharmattan@gmail.com

L'Harmattan Cameroun
TSINGA/FECAFOOT
BP 11486 Yaoundé
inkoukam@gmail.com

L'Harmattan Burkina Faso
Achille Somé – tengnule@hotmail.fr

L'Harmattan Guinée
Almamya, rue KA 028 OKB Agency
BP 3470 Conakry
harmattanguinee@yahoo.fr

L'Harmattan RDC
185, avenue Nyangwe
Commune de Lingwala – Kinshasa
matangilamusadila@yahoo.fr

L'Harmattan Congo
67, boulevard Denis-Sassou-N'Guesso
BP 2874 Brazzaville
harmattan.congo@yahoo.fr

L'Harmattan Mali
Sirakoro-Meguetana V31
Bamako
syllaka@yahoo.fr

L'Harmattan Togo
Djidjole – Lomé
Maison Amela
face EPP BATOME
ddamela@aol.com

L'Harmattan Côte d'Ivoire
Résidence Karl – Cité des Arts
Abidjan-Cocody
03 BP 1588 Abidjan
espace_harmattan.ci@hotmail.fr

L'Harmattan Algérie
22, rue Moulay-Mohamed
31000 Oran
info2@harmattan-algerie.com

L'Harmattan Maroc
5, rue Ferrane-Kouicha, Talaâ-Elkbira
Chrableyine, Fès-Médine
30000 Fès
harmattan.maroc@gmail.com

Nos librairies en France

Librairie internationale
16, rue des Écoles – 75005 Paris
librairie.internationale@harmattan.fr
01 40 46 79 11
www.librairieharmattan.com

Librairie l'Espace Harmattan
21 bis, rue des Écoles – 75005 paris
librairie.espace@harmattan.fr
01 43 29 49 42

Lib. sciences humaines & histoire
21, rue des Écoles – 75005 paris
librairie.sh@harmattan.fr
01 46 34 13 71
www.librairieharmattansh.com

Lib. Méditerranée & Moyen-Orient
7, rue des Carmes – 75005 Paris
librairie.mediterranee@harmattan.fr
01 43 29 71 15

Librairie Le Lucernaire
53, rue Notre-Dame-des-Champs – 75006 Paris
librairie@lucernaire.fr
01 42 22 67 13

www.ingramcontent.com/pod-product-compliance
Lightning Source LLC
LaVergne TN
LVHW010918051026
849532LV00003B/752